Casuïstiek voor apothekersassistenten

Ik heb barstende hoofdpijn

Casuïstiek voor apothekersassistenten

Ik heb barstende hoofdpijn

S. van der Krogt en A. Starink

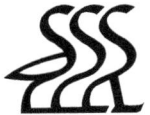

Bohn Stafleu van Loghum
Houten 2010

© 2010 Bohn Stafleu van Loghum, onderdeel van Springer Uitgeverij
Alle rechten voorbehouden. Niets uit deze uitgave mag worden verveelvoudigd, opgeslagen in een geautomatiseerd gegevensbestand, of openbaar gemaakt, in enige vorm of op enige wijze, hetzij elektronisch, mechanisch, door fotokopieën of opnamen, hetzij op enige andere manier, zonder voorafgaande schriftelijke toestemming van de uitgever.
Voor zover het maken van kopieën uit deze uitgave is toegestaan op grond van artikel 16b Auteurswet 1912 j° het Besluit van 20 juni 1974, Stb. 471, zoals gewijzigd bij het Besluit van 23 augustus 1985, Stb. 471 en artikel 17 Auteurswet 1912, dient men de daarvoor wettelijk verschuldigde vergoedingen te voldoen aan de Stichting Reprorecht (Postbus 3051, 2130 KB Hoofddorp).
Voor het overnemen van (een) gedeelte(n) uit deze uitgave in bloemlezingen, readers en andere compilatiewerken (artikel 16 Auteurswet 1912) dient men zich tot de uitgever te wenden.

Samensteller(s) en uitgever zijn zich volledig bewust van hun taak een betrouwbare uitgave te verzorgen. Niettemin kunnen zij geen aansprakelijkheid aanvaarden voor drukfouten en andere onjuistheden die eventueel in deze uitgave voorkomen.

ISBN 978 90 313 7886 9
NUR 891

Onderwijskundig advies: Sink
Concept en tekst: Questgroep
Ontwerp: Studio HdeK

Bohn Stafleu van Loghum
Het Spoor 2
Postbus 246
3990 GA Houten

www.bsl.nl

Inhoud

Inleiding	7
1. Medische achtergrondkennis	9
- Anatomie en fysiologie	10
- Ziektebeelden	15
2. Zorgvraag verhelderen	19
- Recepten	20
- Zelfzorgvragen	29
3. Geneesmiddelen	35
- Medicijnen tegen hoofdpijn	36
4. Bereiden	41
- Rekenen	42
- Bereiden	44
5. Voorlichting en advies	49
- Instructies voor medicijngebruik	50
- Voorlichting geven	53
- Actief luisteren	56
- Geneesmiddelen bestellen	59
6. Administratieve taken	61
- Apotheek Informatie Systeem	62
- Bestellen van medicijnen	64
7. De maatschappij en jij	67
- Rechten en plichten van zorgverlener en klant	68
- Discussies in de samenleving	70
8. Persoonlijke groei	75
- Ken jezelf	76

De antwoorden op de vragen die in de diverse hoofdstukken aan bod komen vind je op:
www.agcontext.nl

Inleiding

Iedereen heeft van tijd tot tijd wel eens hoofdpijn. Soms is dat een gevolg van een zware dag of een bijverschijnsel van verkoudheid. Met paracetamol en rust gaat het vanzelf over. Maar soms is er meer aan de hand of is de hoofdpijn zo hardnekkig dat hij echt ondraaglijk wordt.

In dit werkboek komen de volgende onderwerpen aan bod:

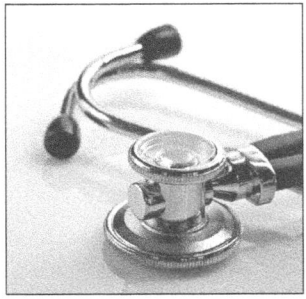

Medische achtergrondkennis
Wat is het 'centrale zenuwstelsel'?
Welke aandoeningen gaan vaak gepaard met hoofdpijn?

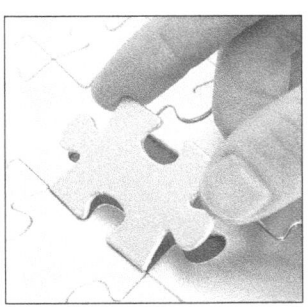

Zorgvraag verhelderen
Wat doe je met het recept dat de klant jou overhandigt?
Wanneer volstaat zelfzorg, wanneer is een bezoek aan de huisarts raadzaam?

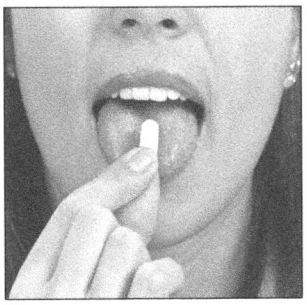

Geneesmiddelen
Met welke geneesmiddelen kunnen hoofdpijn en de achterliggende oorzaken bestreden worden?

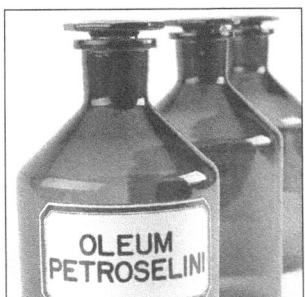

Bereiden
Geneesmiddelen die door de apotheek zelf bereid worden.
Waarom is hygiëne zo belangrijk?

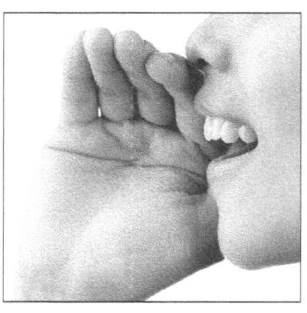

Voorlichting en advies
Wat vertel je een klant met hoofdpijn en hoe doe je dat?
Wat betekent 'actief luisteren'?
Wat zijn de mogelijkheden en beperkingen van schriftelijke voorlichting?

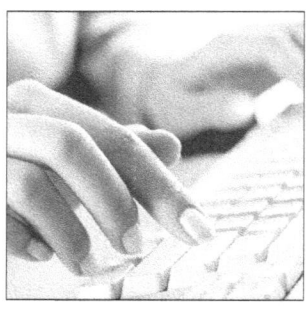

Administratieve taken
Hoe verwerk je de gegevens in het Apotheek Informatie Systeem?
Hoe gaat het bestellen van medicijnen in z'n werk?

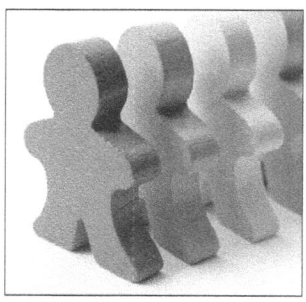

De maatschappij en jij
Welke rechten en plichten hebben de klant en de zorgverlener?
Hoe gestrest is onze samenleving?

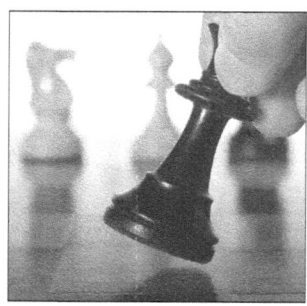

Persoonlijke groei
Welk type mens ben jij?

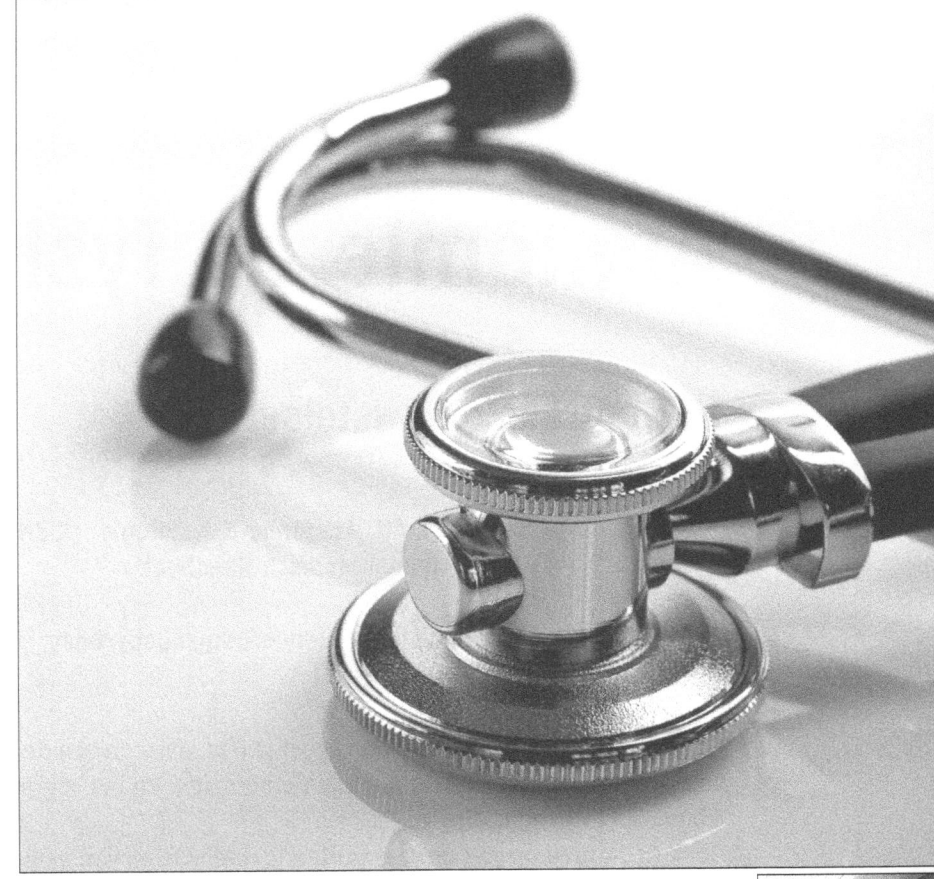

hoofdstuk 1
Medische achtergrondkennis

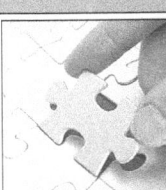
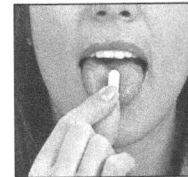
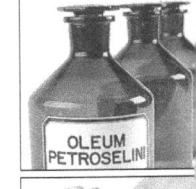
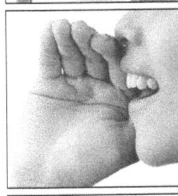
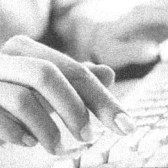
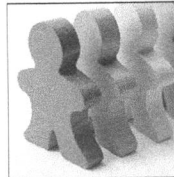
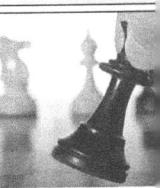

Hoofdpijn kan verschillende vormen hebben. Hij kan zeurend, stekend of bonzend zijn. Soms zit de pijn vooral achter de ogen, dan weer bij de slapen, het voorhoofd of juist het achterhoofd. Soms heeft hoofdpijn een duidelijke reden, soms niet. Naast lichamelijke oorzaken kunnen ook psychische factoren de oorzaak van hoofdpijn zijn.

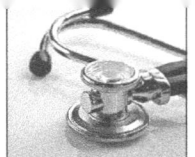

Anatomie en fysiologie

1.1 Centrale zenuwstelsel

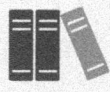 • Basiswerk AG: Anatomie & fysiologie (ISBN 978 90 313 4672 1)
• Merck Manual Medisch Handboek

 • www.bbc.co.uk/science/humanbody/body/interactives/organs/brainmap

Om hoofdpijn beter te begrijpen moet je iets afweten van de bouw en werking van het zenuwstelsel. De kern daarvan zijn de hersenen en het ruggenmerg, die samen het *centrale zenuwstelsel* vormen.
Zoek de namen op van de verschillende onderdelen van de hersenen.

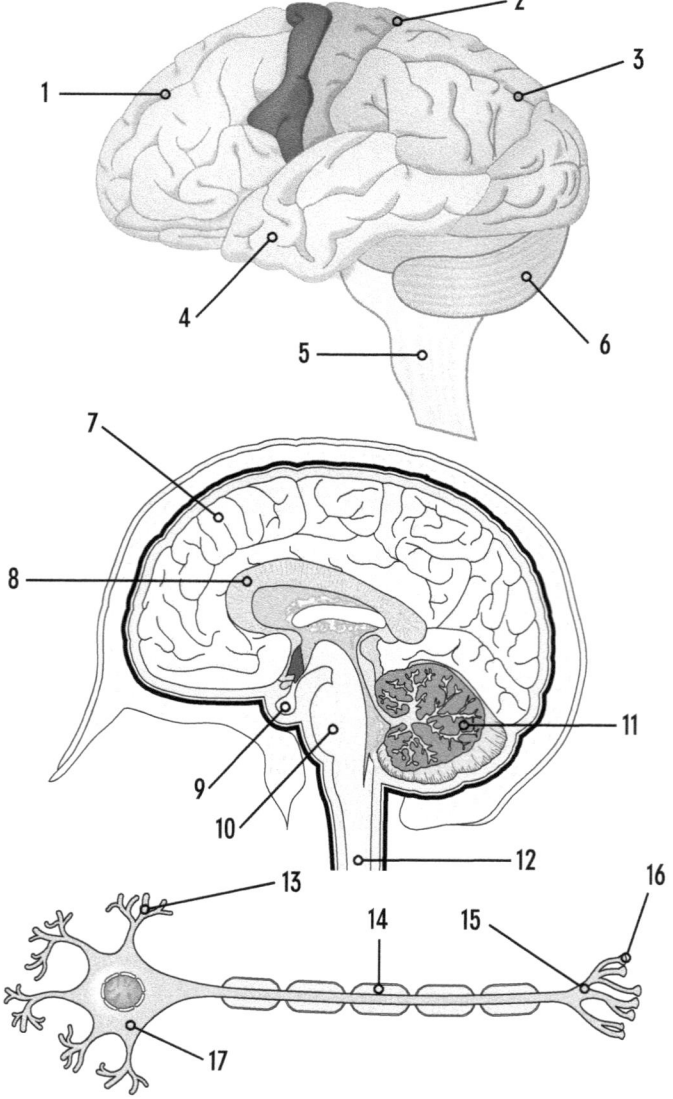

1	
2	
3	
4	
5	
6	
7	
8	
9	
10	
11	
12	
13	
14	
15	
16	
17	

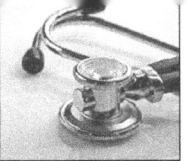

1.2 Schedel en ruggengraat

- Basiswerk AG: Anatomie & fysiologie (ISBN 978 90 313 4672 1)
- Merck Manual Medisch Handboek

- www.schooltv.nl/beeldbank (> wervels)
- www.schooltv.nl/beeldbank (> schedel)

Het kwetsbare zenuwweefsel is goed beschermd. Zoek op hoe de diverse onderdelen van de schedel en ruggengraat heten.

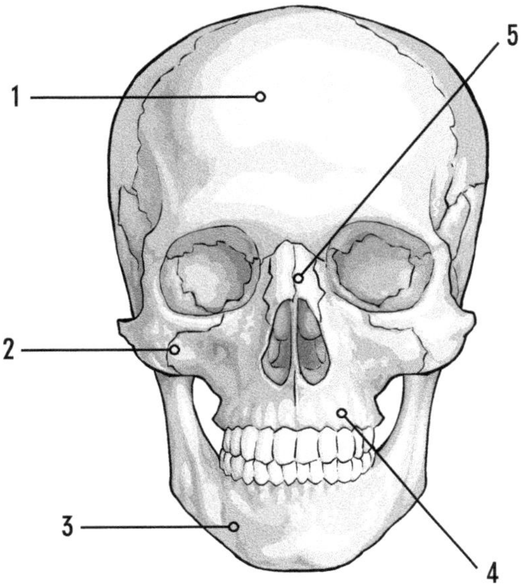

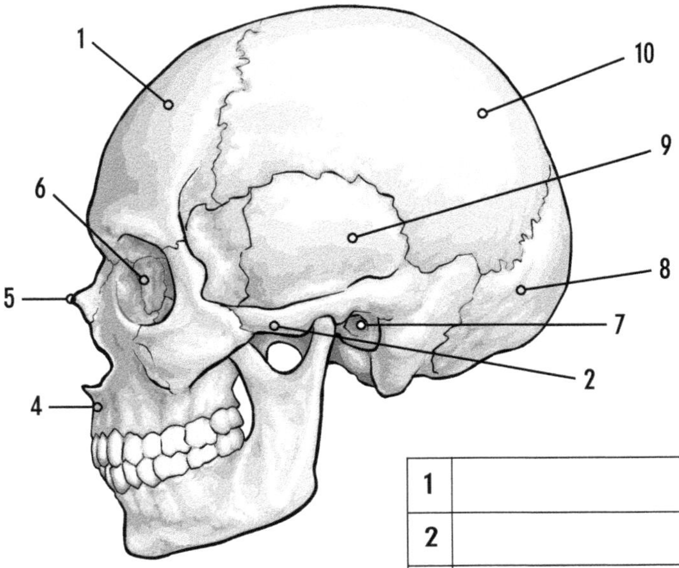

1	
2	
3	
4	
5	
6	
7	
8	
9	
10	

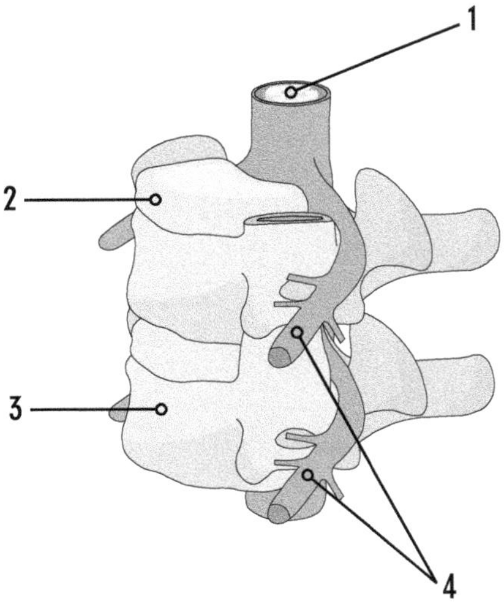

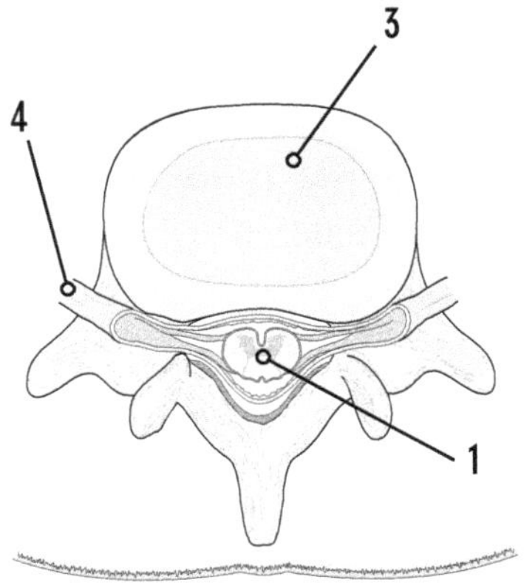

1	
2	
3	
4	

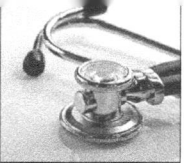

1.3 Vragen

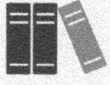
- Basiswerk AG: Anatomie & fysiologie (ISBN 978 90 313 4672 1)
- Merck Manual Medisch Handboek

- www.agcontext.nl

Zoek het antwoord op de volgende vragen.

1. Het zenuwstelsel bestaat uit het *centrale zenuwstelsel* en het *perifere zenuwstelsel*. Wat is het verschil daartussen?

2. Stel: je snijdt je in je vinger. Welke weg legt de pijnprikkel af?

3. Welk deel van het zenuwstelsel verzorgt de reflexen?

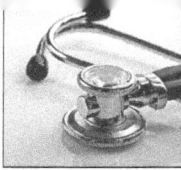

4. Via welk deel van het perifere zenuwstelsel verloopt de reflexboog van de pupilreflex?

5. Tijdens een hersenbloeding wordt de motorische schors van de hersenen getroffen. Wat kunnen de gevolgen hiervan zijn?

6. Stel: bij een verkeersongeluk loopt iemand een dwarslaesie op ter hoogte van zijn nek. Wat zullen de gevolgen daarvan zijn?

7. Wat is de taak van het autonome zenuwstelsel?

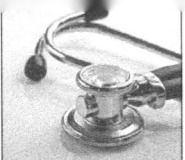

8. Bij het autonome zenuwstelsel kunnen *antagonistische gebeurtenissen* optreden. Geef een paar voorbeelden.

9. Via de uitlopers van zenuwcellen worden elektrische impulsen vervoerd. Meerdere uitlopers vormen samen een zenuw. Hoe wordt voorkomen dat deze uitlopers onderling 'kortsluiting' maken?

10. Wat is een *synaps* en wat gebeurt daar?

11. Maak de interactieve test op: agcontext.nl (> toets jezelf > Algemeen 1.13: Zenuwstelsel)

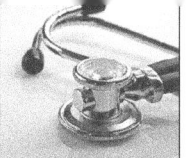

Ziektebeelden

1.4 Aandoeningen

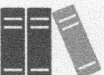
- Basiswerk AG: Farmacotherapie in de apotheek (ISBN 978 90 313 5448 1)
- Merck Manual Medisch Handboek

- www.agcontext.nl (>databank > NHG ziektebeschrijvingen)
- www.rivm.nl (> ziekten en aandoeningen)
- www.artsennet.nl/kenniscentrum.htm
- www.ziekenhuis.nl (>filmpjes > hoofdpijn)

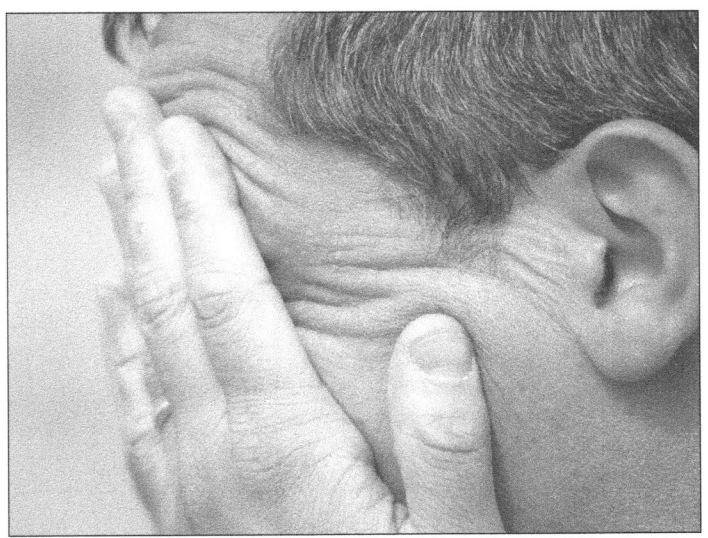

Hoofdpijn gaat vaak na verloop van tijd vanzelf over. Maar het kan ook een bijverschijnsel zijn van een serieuze klacht, zoals:

- aneurysma in het hoofd
- hersenvliesontsteking (meningitis)
- hersenschudding
- migraine
- bijholteontsteking (sinusitis)

Zoek voor bovenstaande aandoeningen op:
- Waardoor wordt deze aandoening veroorzaakt?
- Welke klachten kunnen optreden?
- Wat zijn mogelijke gevolgen van deze aandoening?

Noteer je bevindingen met steekwoorden in het schema op de volgende pagina's.

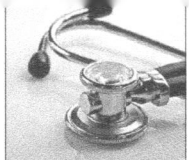

	Hersenschudding	Meningitis	Aneurysma
Oorzaken			
Symptomen			
Mogelijke gevolgen			

Medische achtergrondkennis

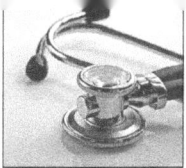

	Sinusitis	Migraine
Oorzaken		
Symptomen		
Mogelijke gevolgen		

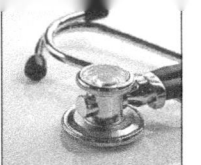

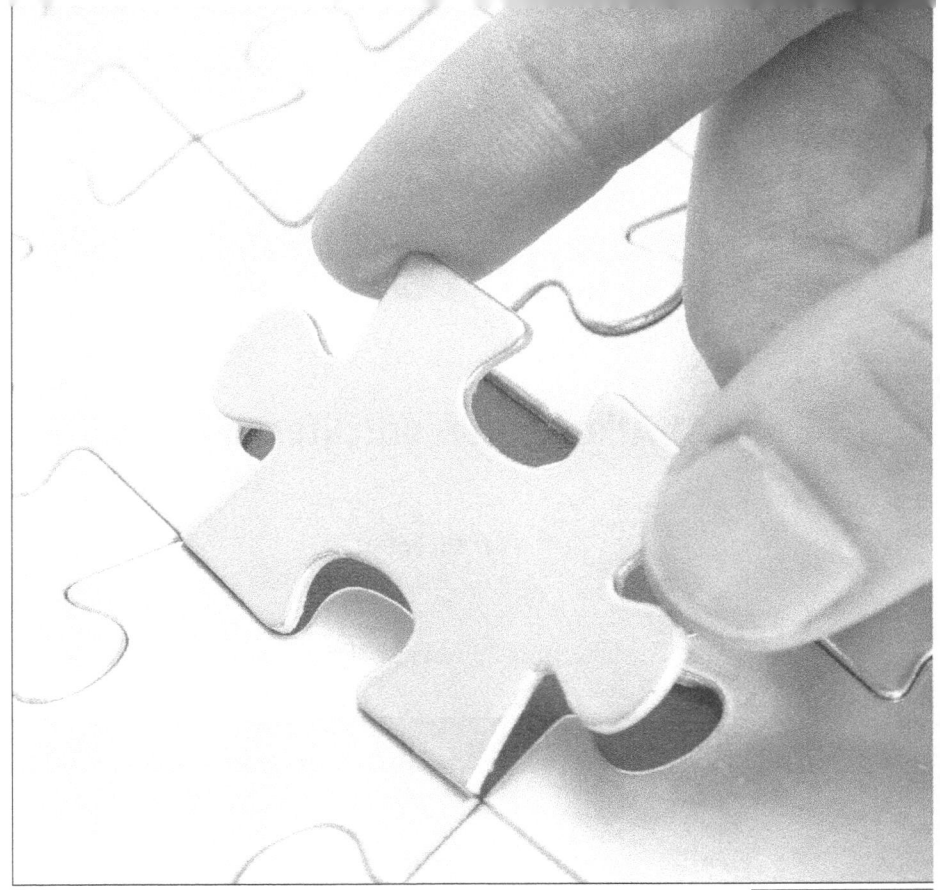

hoofdstuk 2

● Zorgvraag verhelderen

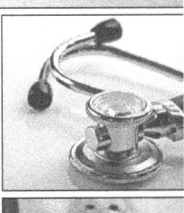
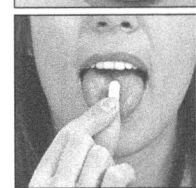
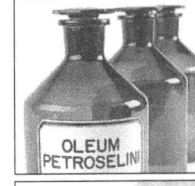
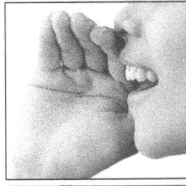
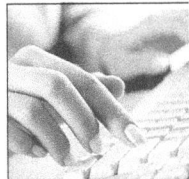

Voor de klant is het recept van de huisarts of specialist abracadabra. Maar als apothekersassistent moet je het moeiteloos kunnen lezen. Ook voer je een laatste controle uit: past dit medicijn of deze dosering wel bij deze klant?

Omdat hoofdpijn vaak onschuldig is gaan mensen vaak eerst aan de slag met zelfzorg. Soms is dat afdoende, maar niet als die hoofdpijn een uiting is van een ernstigere kwaal.

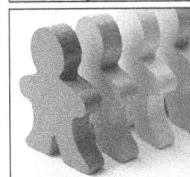
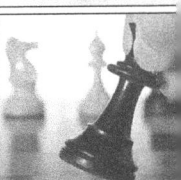

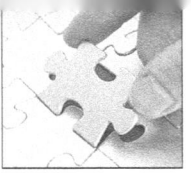

Recepten

2.1 Afkortingen ontcijferen

Zoek de betekenis op van de volgende afkortingen die je op een recept kunt tegenkomen.

Afkorting	Latijnse naam	Betekenis
a.n.		
aq.dest.		
collyr.		
d.d.		
garg.		
m.f.l.a.		
oculgtt.		
R.		
sol.		
vesp.		

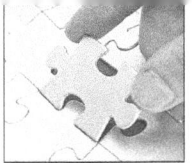

2.2 Controle van het recept

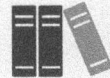
- Kompas voor AG: Afleveren van geneesmiddelen op recept
  (ISBN 978 90 313 4232 7)

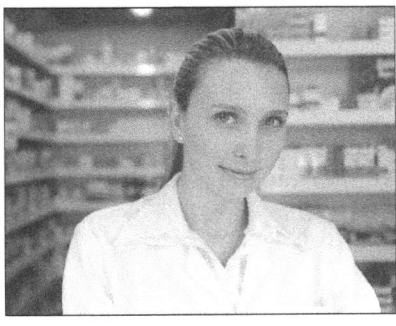

De arts beslist welk medicijn een patiënt nodig heeft en schrijft daarvoor een recept uit. Dat wil echter niet zeggen dat de apotheek dit verzoek klakkeloos moet opvolgen. Omdat kleine vergissingen grote gevolgen kunnen hebben is extra controle geen overbodige luxe. De apothekersassistent verricht die controle.

Stel: er komt vrouw de apotheek binnen en overhandigt een recept. Bedenk 4 redenen waarom dit recept niet (optimaal) geschikt zou kunnen zijn voor haar.

Welke gegevens moeten **altijd** op een recept vermeld staan?

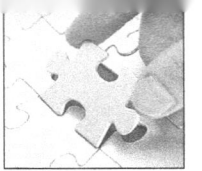

Welke van onderstaande recepten zijn volledig, welke niet?

1

Huisartsenpraktijk P. van Loon
Mathijselaan 3, 2588 GL Den Haag
070-1234567

12-02-08

R/ paracetamol 500 mg
 tabl no 20
S. dd 1 tabl

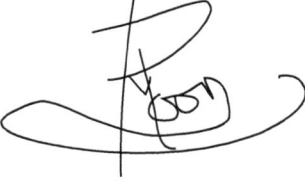

M. de Kort
Stijbuislaan 33, 2573 KT Den Haag

2

Huisartsenpraktijk Van Loon
Den Haag

R/ paracetamol 500 mg
 tabl no 20
S. 3dd 1 tabl

M. de Lange
Rooklaan 2, 2571 JT Den Haag

3

Huisartsenpraktijk P. van Loon
Mathijselaan 3, 2588 GL Den Haag

R/ imigram 50 mg
 tablet no 6
S. 2dd 1 tabl bij aanval

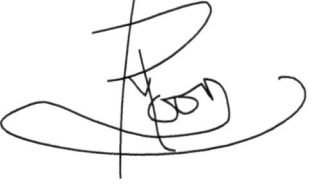

Rudolgburgh 17
2588 GK Den Haag

4

P. van Loon
Mathijselaan 3, 2588 GL Den Haag
070-1234567

12-02-08

R/ motillium 60 mg
 supp. No 10

P. de Snelt
Bekstraat 6, 2512 KT Den Haag

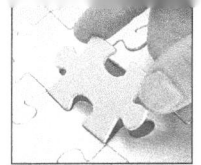

5

P. van Loon
Mathijselaan 3, 2588 GL Den Haag
070-1234567

R/ motillium
  supp. No 10
S. 2 dd 1 bij misselijkheid

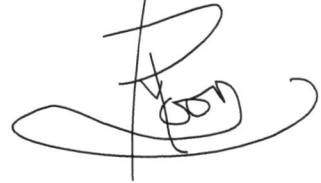

T.a.v. P. van Tooren

6

P. van Loon
Mathijselaan 3, 2588 GL Den Haag
070-1234567

12-02-08

R/ diclofenac
S. 1 dd bij aanvallen

P. de Snelt
Bekstraat 6, 2512 KT Den Haag

Kruis aan welk recept volledig en welk onvolledig is. Leg uit wat er ontbreekt.

recept	volledig?	onvolledig?	ontbrekende informatie
1			
2			
3			
4			
5			
6			

Wat zou jij doen je als je ontdekt dat een recept niet volledig of niet helemaal duidelijk is?

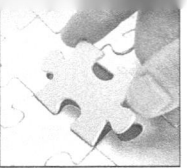

2.3 Recepten aannemen

Oefen het aannemen van een recept door middel van een rollenspel. Steeds speelt iemand de rol van klant en een studiegenoot die van apothekersassistent.

Je krijgt te maken met één van de volgende klanten:

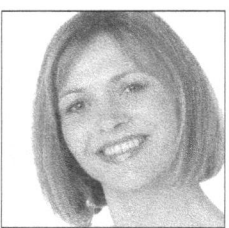 Inge Korthals heeft al dagenlang bonkende hoofdpijn.

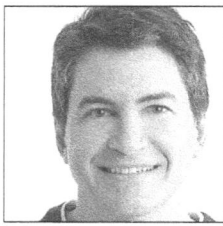 Alex van Kalkhoven heeft een stevige bijholteontsteking.

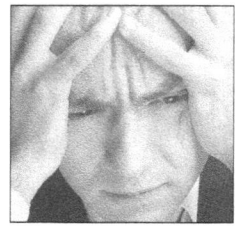 Hanneke du Pré maakt zich ernstig zorgen over haar man Frits.

Degene die de rol van klant speelt bereidt zich voor met behulp van de casusbeschrijving op de volgende pagina's. Hij of zij maakt een kopie van het recept, knipt dit uit en overhandigt het aan de apothekersassistent.

NB: als jij de rol van apothekersassistent speelt, lees de betreffende casusbeschrijving dan niet door. Het is immers de kunst om zelf achter alle relevante informatie te komen door de juiste vragen te stellen.

De rest observeert de rollenspellen aan de hand van de observatielijst op de volgende pagina.

Noteer eventuele aandachtspunten waar je een volgende keer extra op moet letten.

Aandachtspunten voor een volgende keer

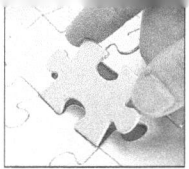

Observatielijst Intake

Vul per aandachtspunt in:
- goed (+)
- matig (+/-)
- zwak (-)

naam apothekersassistent >			
Benadert de klant op een plezierige manier.			
Toont inlevingsvermogen.			
Controleert of het recept aan de wettelijke eisen voldoet.			
Bij vaste klant: controleert adres, geboortedatum en verzekering.			
Bij nieuwe klant: vraagt naar de NAW en verzekeringsgegevens.			
Controleert of alle gegevens op het recept staan.			
Voert medicatiebewaking uit (doseringscontrole).			
Neemt de juiste beslissing bij de verdere afhandeling.			
Controleert of het medicijn op voorraad is of gemaakt moet worden.			
Vertelt wanneer het geneesmiddel opgehaald kan worden.			

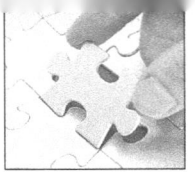

Casussen ten behoeve van het rollenspel

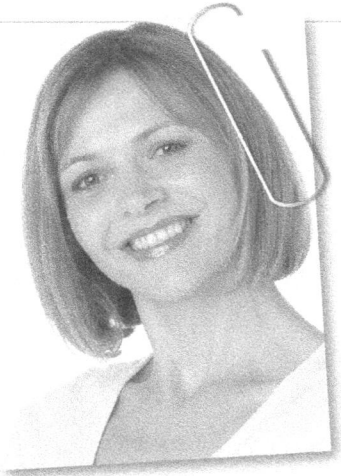

Inge Korthals

Persoonsgegevens

Naam:	Inge Korthals
Leeftijd:	22
Geboortedatum:	03-08-1988
Adres:	Zwanenkamp 33, 4511 PZ Hoensbroek
Telefoon:	0154-559303
Verzekerd bij:	Univé
Polisnummer:	232.445.786
Burgerservicenummer:	032 564 897

Je bent 22 jaar.
Enige tijd geleden was je flink verkouden maar na een week leek dat wel weer over.
Alleen de hoofdpijn bleef, je hoofd bleef zwaar voelen en leek te dreunen.
Vooral bij inspanning.
Paracetamol hielp wel een beetje, maar het ging niet over.
Na 4 dagen zo rondgelopen te hebben ben je naar de huisarts gegaan.
Zijn diagnose: voorhoofdsholteontsteking (sinusitis).
Hij heeft een recept voor je uitgeschreven voor doxycycline en xylometazoline.

Geef de volgende informatie alleen als de apothekersassistent er naar vraagt:
- Je bent niet zwanger en hebt geen baby die borstvoeding krijgt.
- Je slikt de pil maar geen andere medicijnen.

Recept
Kopieer dit recept, knip het uit en overhandig het aan de apothekersassistent.

G.H. Doornenkamp,
huisarts
Uylenstede 16, 6418 BK Hoensbroek
Tel. 045-16 77 70

12-08-2008

R/ doxycycline 100 mg, no 8 stuks
S. eerste dag 2 dan 1dd1

R/ xylometazoline 0,1 % 10 ml
S. 3dd

Mw. I. Korthals, 03-08-1988
Zwanenkamp 33, 4511 PZ Hoensbroek

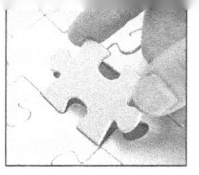

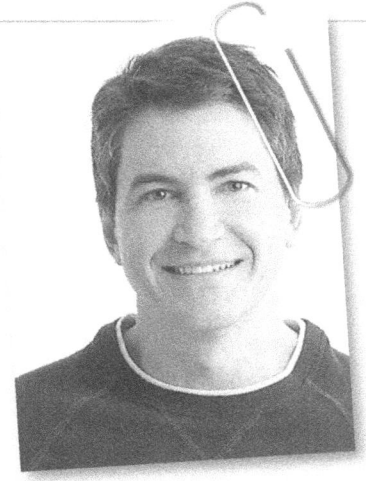

Alex van Kalkhoven

Persoonsgegevens

Naam: Alex van Kalkhoven
Leeftijd: 48
Geboortedatum: 06-03-1962
Adres: Bramantenhof 33,
4824 GZ Breda
Telefoon: 06-21570892
Burgerservicenummer: 022.667.996
Verzekering AMEV
Polisnummer: 125.489.780

Je bent 48 jaar.
Je hebt al enige tijd stekende hoofdpijn.
De huisarts heeft geconstateerd dat het om een chronische bijholteontsteking gaat (sinusitis).
Ze heeft een recept uitgeschreven voor celestone en flixonase neusspray.

Geef de volgende informatie alleen als de apothekersassistent er naar vraagt:
- Je slikt al een week paracetamol en gebruikt verder geen andere medicijnen.
- Hij heeft geen keelpijn.
- Hij heeft geen koorts.
- Hij heeft geen rode vlekjes.
- Hij heeft geen klap op hoofd gehad.
- Hij is niet suf of verward.
- Hij heeft geen verlammingsverschijnselen.
- Hij ziet goed en heeft geen last van licht.

Recept
Kopieer dit recept, knip het uit en overhandig het aan de apothekersassistent.

F.C.H. Lemstra,
huisarts
Krommegracht 44, 4818 BK Breda
Tel 076-167 77 03

24-11-2009

R/ celestone 0,5 mg no 10
S. 1dd1

R/ flixonase nevel neusspray, no1
S. 1dd2 puffen, bdz

Dhr. A. van Kalkhoven, 06-03-1962
Bramantenhof 33, 4824 GZ Breda

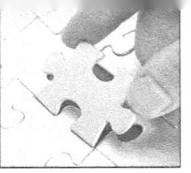

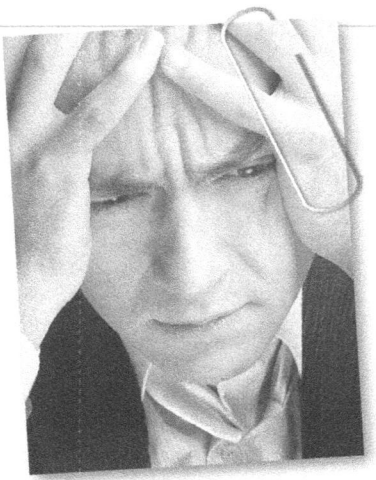

Frits du Pré

Persoonsgegevens

Naam:	Frits du Pré
Leeftijd:	35
Geboortedatum:	01-12-1975
Adres:	Tussenstraat 16b, 4815 LH Breda
Telefoon:	076-5223962
Burgerservicenummer:	078 6778 333
Verzekering	Menzis
Polisnummer	234.657.899

Je bent Hanneke du Pré, 31 jaar.
Je man Frits (35) kreeg 's avonds acute heftige hoofdpijn, alsof er iets in zijn hoofd knapte.
Je hebt meteen de huisarts gebeld en die constateerde een aneurysma.
Je man moest direct naar het ziekenhuis en is geopereerd.
De operatie is geslaagd maar zijn bloeddruk is nog veel te hoog.
Dat is link als iemand vaatproblemen heeft.
Dus heeft de arts propanolol voorgeschreven om de bloeddruk te verlagen.
Omdat jouw man zich nog steeds niet lekker voelt kom jij het recept ophalen.
Het hele gebeuren was voor jou een enorme schok, je zag al voor je dat je weduwe zou worden.
Als je er aan terugdenkt wordt je nog steeds emotioneel.

Geef de volgende informatie alleen als de apothekersassistent er naar vraagt:
- Je man gebruikt geen andere medicijnen.

Recept
Kopieer dit recept, knip het uit en overhandig het aan de apothekersassistent.

G.H. Doornenkamp,
huisarts
Uylenstede 16, 4818 BK Breda
Tel 076-167 77 03

05-03-2009

R/ Propranolol 40 mg, no 180
S. 2dd 1

Dhr. F. du Pré, 01-12-1975
Tussenstraat 16b
4815 LH Breda

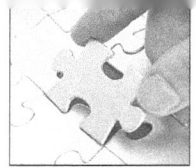

Zelfzorgvragen

2.4 Alarmfactoren bij hoofdpijn

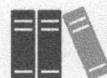 • Merck Manual Medisch Handboek

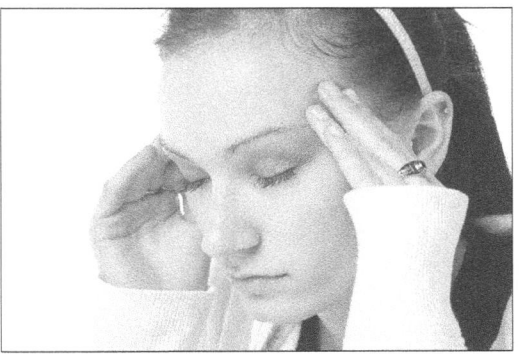

Klanten gaan met hun hoofdpijnklachten vaak eerst naar de apotheek. Soms kan dat omdat de oorzaak niet ernstig is, maar soms ook niet. Een apothekersassistent heeft verstand van geneesmiddelen en de manier waarop deze gebruikt moeten worden. Maar ze is natuurlijk geen arts die diagnoses stelt.

Het is belangrijk om je eigen grenzen te kennen. Daarom is het handig als je een aantal *alarmfactoren* kent voor hoofdpijn. Deze symptomen wijzen erop dat er meer aan de hand is. Vul ze hieronder in.

Spoed

Dringend

Routine

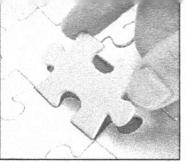

2.5 De zelfzorgvraag verhelderen

- Basiswerk AG: Voorlichting en advies in de apotheek (ISBN 978 90 313 4864 0)
- Basiswerk AG: Verstrekking en vergoeding (ISBN 978 90 313 5299 9)
- Basiswerk AG: Praktijkorganisatie voor apothekersassistenten (ISBN 978 90 313 5442 9)

- www.kennisbank.knmp.nl
- www.zelfzorg.nl

Sommige mensen gaan met hun hoofdpijnklachten naar de huisarts, andere stappen meteen naar de apotheek. Klanten die zelf op zoek gaan naar een oplossing voor hun klachten, zonder een arts te raadplegen, kunnen twee soorten vragen stellen:
- een productvraag (gesloten vraag)
- een zelfzorgvraag (open vraag)

Geef een voorbeeld van beide typen vragen.

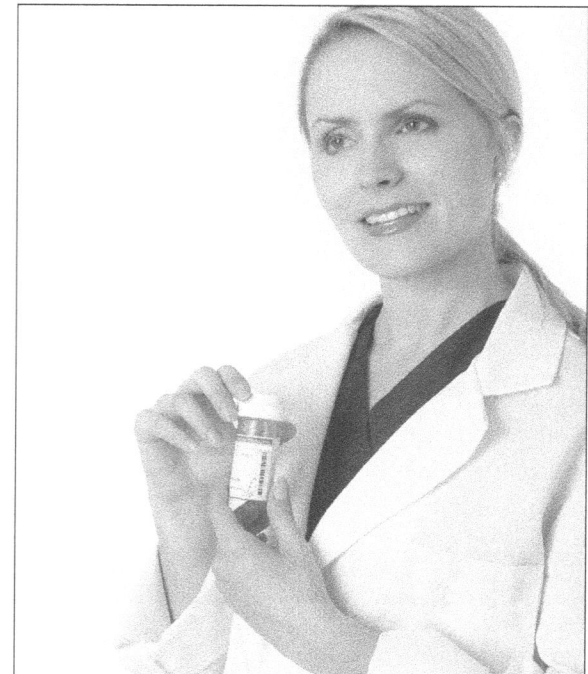

Productvraag

Zelfzorgvraag

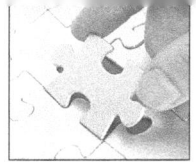

2.6 De WHAM-vragen

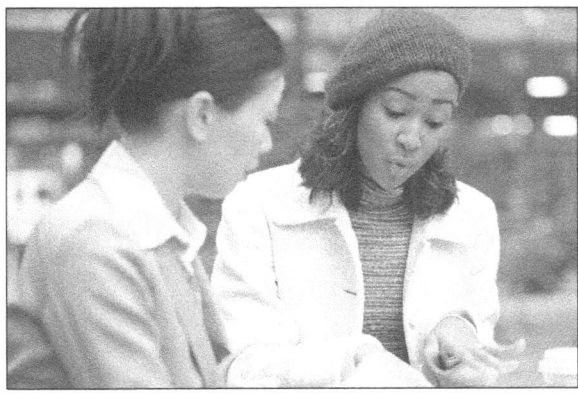

Je kunt een klant alleen goed helpen als je zijn klachten begrijpt. Een goede apothekersassistent zal zich nooit opstellen als een 'gewone' winkelbediende die routinematig een product uit de schappen pakt en afrekent.
Ze neemt bij elke vraag de tijd voor een kort gesprek, om zeker te weten:

- Is zelfzorg verantwoord, gezien de aard van de klachten?
- Zo ja: welk middel is dan het meest geschikt voor deze klant?

Bij het intakegesprek gebruik je de WHAM-methode als leidraad:

W:	voor WIE is het geneesmiddel bedoeld? (voor de klant zelf, voor een familielid, enzovoort)
H:	HOE LANG treden de klachten al op en hoe uiten ze zich? (is er reden om naar de huisarts te gaan)
A:	heeft de klant al eerder ACTIE ondernomen? (medicijnen of andere maatregelen)
M:	gebruikt de persoon in kwestie andere MEDICIJNEN? (mogelijke interactie, dubbelmedicatie)

Oefen het verhelderen van een zelfzorgvraag door middel van een rollenspel. Steeds speelt iemand de rol van klant en een studiegenoot die van apothekersassistent.
Degene die de rol van klant speelt bereidt zich voor met behulp van de casusbeschrijvingen op de volgende pagina's.

NB: als jij de rol van apothekersassistent speelt, lees de betreffende casusbeschrijving dan niet door. Het is immers de kunst om zelf achter alle relevante informatie te komen door de juiste vragen te stellen.

De rest observeert de drie rollenspellen aan de hand van het observatieformulier op de volgende pagina. Past de apothekersassistent de WHAM-vragen goed toe?

Noteer eventuele aandachtspunten waar je een volgende keer extra op moet letten.

Aandachtspunten voor de volgende keer

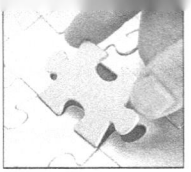

Observatielijst Zelfzorgvraag

Vul per aandachtspunt in: - goed (+)
- matig (+/-)
- zwak (-)

naam apothekersassistent >			
Begroet de klant op een plezierige manier.			
Controleert voor **Wie** het geneesmiddel bedoeld is.			
Controleert **Hoe** lang de kwaal al duurt.			
Vraagt welke **Actie** de klant heeft ondernomen om de klachten te bestrijden.			
Controleert op gebruik van andere **Medicijnen**.			
Vraagt voldoende door om de klacht helder te krijgen.			
Neemt de juiste beslissing om de vraag verder af te handelen.			
Vraagt naar de voorkeur voor een bepaald product of toedieningsvorm.			
Legt het gebruik van het geneesmiddel duidelijk uit.			
Rekent op de juiste manier wijze af.			
Registreert welk product uiteindelijk is meegegeven.			
Benadert de klant op een prettige manier.			

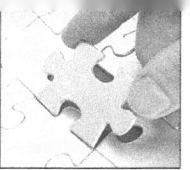

Casussen voor het rollenspel

Je zit op de kappersopleiding.
Je hebt morgen een belangrijke toets maar hebt al de hele dag hoofdpijn.
Dus wil je een hoofdpijnmiddel kopen.
Aspirine, om precies te zijn. Want dat neem je altijd als je hoofdpijn hebt en het werkt goed.

Geef de volgende informatie alleen als de apothekersassistent er zelf naar vraagt:
- Je wilt de zwaarste dosis die er is.
- Het merk maakt je niet uit, liefst het goedkoopste.
- Je had eergisterenavond een feest, hebt daar iets teveel gedronken en lag die nacht pas om half 5 in bed.
- Je hebt normaal nooit hoofdpijn.
- Je gebruikt geen andere medicijnen.

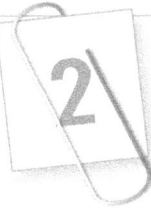

Je bent 29 jaar.
Je dochtertje van 3 klaagt over hoofdpijn, dus heb je paracetamol nodig.

Geef de volgende informatie alleen als de apothekersassistent er zelf naar vraagt:
- Het kind heeft koorts (38,5°).
- Op haar gezicht zitten bovendien kleine rode vlekjes. Dat zal wel koortsuitslag zijn, denk je.

Je bent 19 jaar.
Je hebt al de hele dag zeurende hoofdpijn en zoekt een middel dat snel en langdurig werkt.

Geef de volgende informatie alleen als de apothekersassistent er zelf naar vraagt:
- Je hebt geen koorts.
- Het maakt jou niet uit welk merk je krijgt, als het maar goed helpt.
- Je hebt weinig geld dus wilt het liefst het goedkoopste middel.

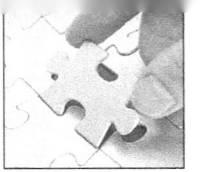

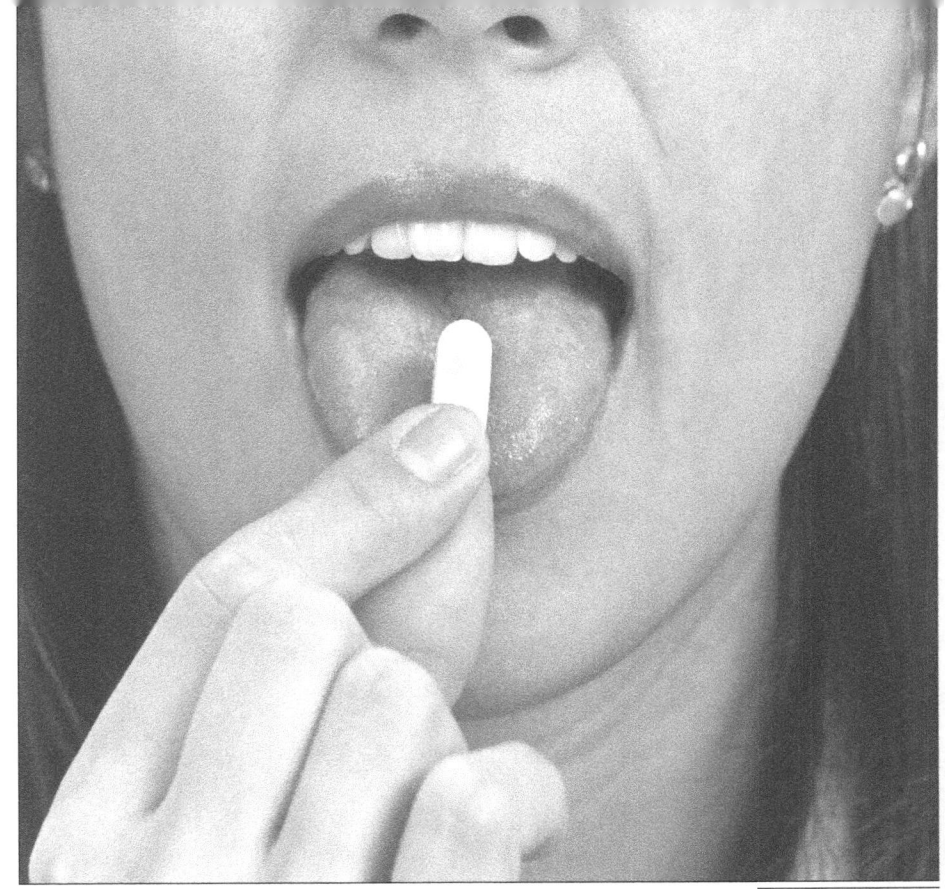

hoofdstuk 3
Geneesmiddelen

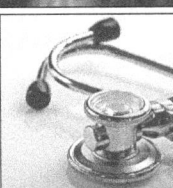
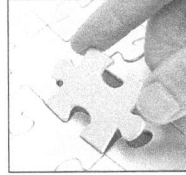
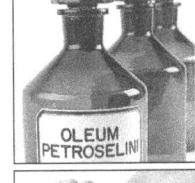
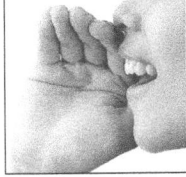
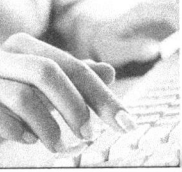
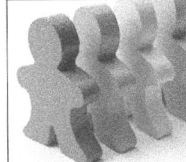
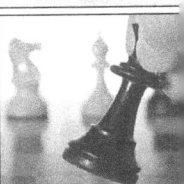

Met behulp van geneesmiddelen kunnen hoofdpijn en de achterliggende oorzaken bestreden worden. Als apothekersassistent hoef je niet precies te weten wanneer welk geneesmiddel wordt voorgeschreven, maar wel hoe die geneesmiddelen werken, wat mogelijke bijwerkingen zijn en hoe de klant ze wel en niet moet gebruiken. Alleen dan kun je hem goed advies geven.

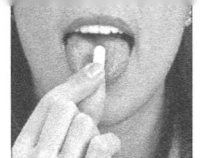

Medicijnen tegen hoofdpijn

3.1 Toedieningsvormen

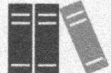
- Basiswerk AG: Inleiding in de farmacotherapie (ISBN 978 90 313 6216 5)
- Basiswerk AG: Farmacotherapie in de apotheek (ISBN 978 90 313 5448 1)

- www.serviceapotheek.nl (> medische informatie > geneesmiddelen van A tot Z)
- www.farmacotherapeutischkompas.nl
- www.apotheek.nl

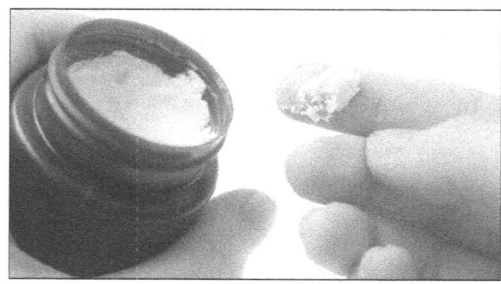

Geneesmiddelen kunnen verschillende toedieningsvormen hebben. Vul de tabel in.

Toedieningsvorm	Wat is het?	Hoe gebruik je het?
Tablet		
Capsule		
Dragee		
Lotion		
Gel		
Zalf of crème		
Spray		
Drank		
Druppels		
Poeder		
Zetpil		

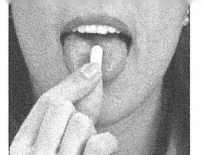

3.2 Geneesmiddelen tegen hoofdpijn

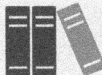
- Basiswerk AG: Inleiding in de farmacotherapie (ISBN 978 90 313 6216 5)
- Basiswerk AG: Farmacotherapie in de apotheek (ISBN 978 90 313 5448 1)

- www.serviceapotheek.nl (> medische informatie > geneesmiddelen van A tot Z)
- www.farmacotherapeutischkompas.nl
- www.apotheek.nl

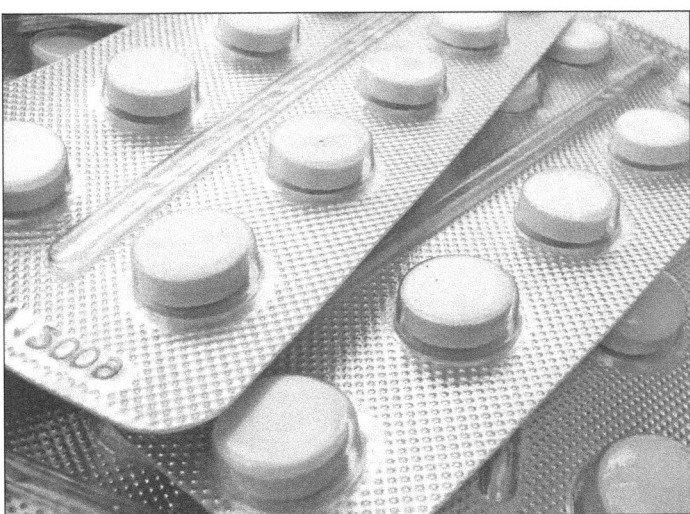

In de tabel op de volgende pagina's staan een aantal geneesmiddelen die regelmatig worden voorgeschreven aan patiënten met hoofdpijn. Vul per geneesmiddel in:

- werkzame stof
- toedieningsvorm
- essentie van de werking
- indicaties om het middel voor te schrijven
- bijwerkingen
- contra-indicaties

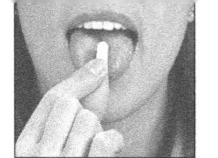

Werkzame stof	Toedieningsvorm	Werking	Indicaties	Bijwerkingen	Contra-indicaties
Advil, Brufen, Ibuprofen					
Antigrippine, Paracetamol, Sinaspril					
Cataflam, Voltaren, Diclofenac					
Motilium, Domperidon					
Imigran, Sumatriptan					

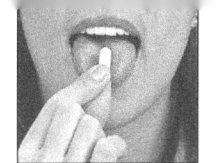

Werkzame stof	Toedieningsvorm	Werking	Indicaties	Bijwerkingen	Contra-indicaties
Propranolol					
Vibramycine, Doxy disp., Doxycycline					
Neusdruppels, Neusspray, Otrivin					
Flixonase					
Diazepam					

Geneesmiddelen

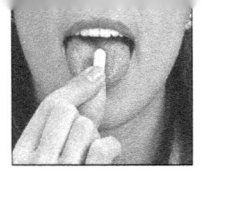

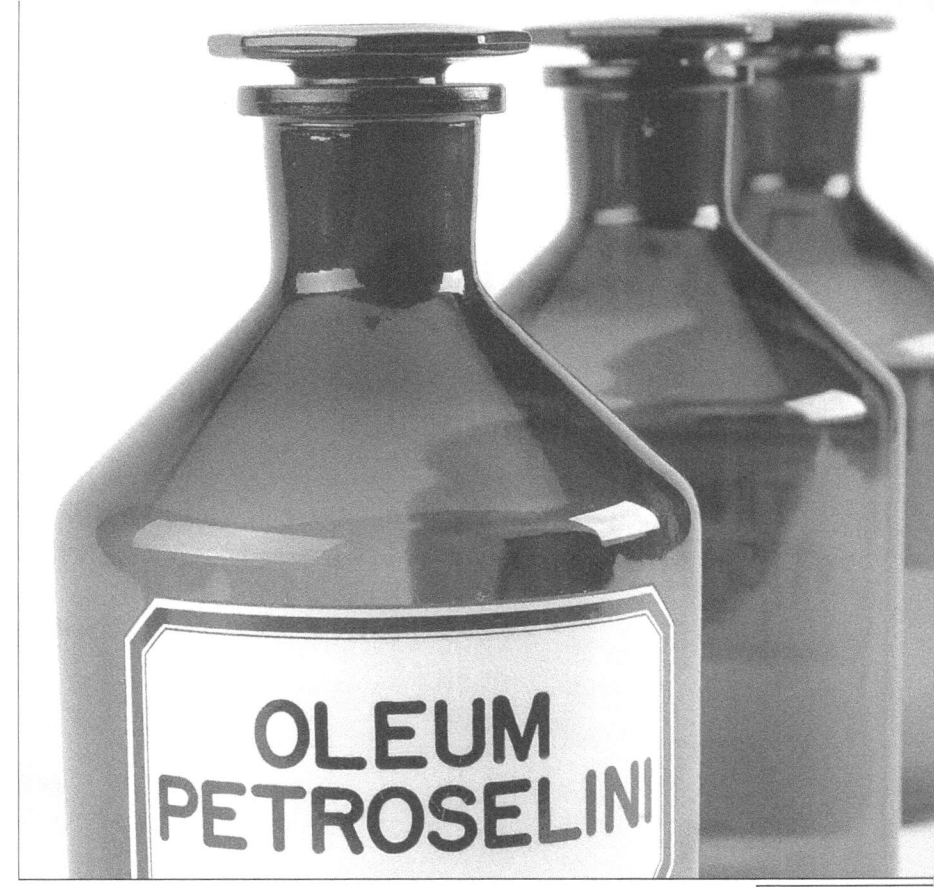

hoofdstuk 4

● Bereiden

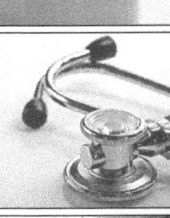
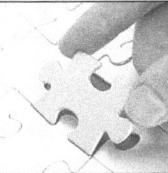
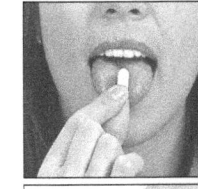
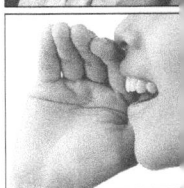
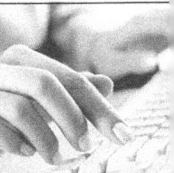
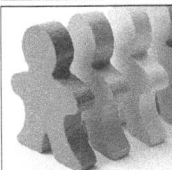
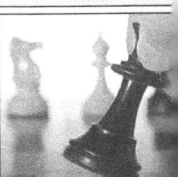

Veel geneesmiddelen komen kant-en-klaar van de leverancier. Soms moeten deze voor de klant nog in specifieke hoeveelheden of combinaties samengesteld worden. Bepaalde geneesmiddelen maakt de apotheek zelf. Met behulp van basismengsels. Een ervaren apothekersassistent kan geneesmiddelen op maat bereiden.

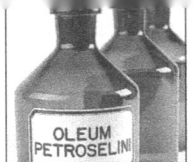

Rekenen

4.1 Rekenopdrachten

- Basiswerk AG: Bereiden in de apotheek (ISBN 978 90 313 5142 8)
- www.agcontext.nl (> toets jezelf > apothekersassistenten > rekenopdrachten)

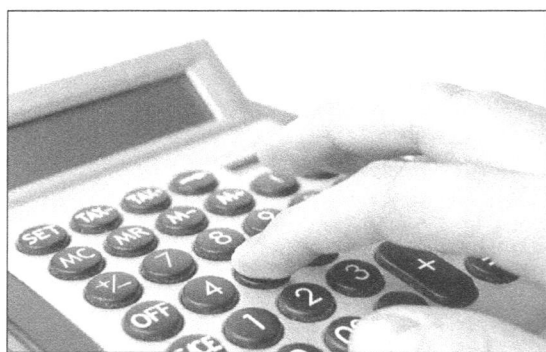

Bij het bereiden van geneesmiddelen moeten alle ingrediënten exact in de juiste hoeveelheid worden afgemeten of afgewogen. Daarom moet een apothekersassistent goed kunnen rekenen en weten in welke eenheden hoeveelheden, verhoudingen en concentraties worden uitgedrukt.

Maak onderstaande opdrachten.

Eenheden	
4 g	mg
2 g	microg
500 mg	g
4 mg	microg
5,5 g	mg
3,5 kg	g
1 mg	µg
375 µg	mg
30 mg	g

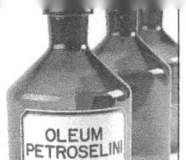

Dtd (Dentur tales doses)

De hoeveelheid werkzame stof en hulpstof kunnen gegeven zijn voor één poeder of één capsule, terwijl je er meer moet maken. Er moet dus ook meer worden afgewogen.

> **voorbeeld:**
> R/ Prednison 5 mg
> f.caps. d.t.d. 10
> Dit wil zeggen: elke capsule bevat 5 mg prednison, maak er 10.
> Er moet dus 10 x 5 mg = 50 mg prednison worden afgewogen.

Hoeveel milligram paracetamol of codeïne moet er voor de volgende capsules worden afgewogen?

Recept	Totaal af te wegen werkzame stof
Paracetamol 100 mg m.f. d.t.d. caps no. 20	
Paracetamol 75,5 mg m.f. d.t.d. caps no. 13	
Paracetamol 125 mg m.f. d.t.d. caps no. 275	
Paracetamol 32 mg m.f. d.t.d. caps no. 13	
Codeïne 5 mg m.f. d.t.d. caps no. 43	
Codeïne 7,5 mg m.f. d.t.d. caps no. 15	
Codeïne 10 mg m.f. d.t.d. caps no. 17	
Codeïne 12,5 mg m.f. d.t.d. caps no. 23	

Procenten

Bereken de af te wegen hoeveelheden werkzame stof en crème van de onderstaande bereidingen:

Bereiding	Af te wegen werkzame stof
Ac. Salicylicum 6% in 100 gram crème totaal	
Ac. Salicylicum 3,25% in 125 gram crème totaal	
Ac. Salicylicum 0,45% in 30 gram crème totaal	
Ac. Salicylicum 8,35% in 10 gram crème totaal	

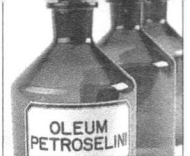

Bereiden

4.2 Ibuprofen

• Basiswerk AG: Bereiden in de apotheek (ISBN 978 90 313 5142 8)

Ibuprofen is een stof met een pijnstillende en een ontstekingsremmende werking.
Dit geneesmiddel wordt verkocht onder allerlei merknamen en in verschillende toedieningsvormen. Lagere doses zijn zonder recept verkrijgbaar, voor hogere doses is wel een recept vereist.

Zoek het bereidingsvoorschift en bijbehorend bereidingsprotocol op en bereid onderstaand recept.

Huisartsenpraktijk Mariahoek
K.W. van der Sloot, huisarts
Koningslaan 94, 6166 AK Geleen

11-03-2009

Magistraal:
R/ ibuprofen supp 500 mg
  da 20 st

S. zonodig bij pijn 1-3 maal daags 1 zetpil

Mevr. B. van Riel
Langbroekseweg 144, 6154 CG Geleen
13-02-1957

Maak een bijpassend etiket met informatie over de uiterste gebruiksdatum en lever het middel af, met etiket en FNA-bijsluiter.

Schrijf na afloop een kort verslag. Beschrijf daarin:

- welke ingrediënten heb je gebruikt?
- welke materialen heb je gebruikt bij de bereiding?
- welke handelingen heb je verricht?
- hoe verliep de controle door de docent?
- eventuele aandachtspunten voor een volgende keer.

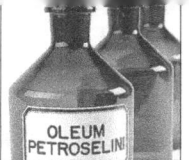

4.3 Ergocoffeïne

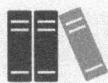 • Basiswerk AG: Bereiden in de apotheek (ISBN 978 90 313 5142 8)

Ergocoffeïne verzacht migraineaanvallen. Het is een combinatie van ergotamine en coffeïne. Ergotamine vernauwt de bloedvaten in de hersenen, coffeïne zorgt dat deze stof beter wordt opgenomen. Het geneesmiddel is alleen op recept verkrijgbaar.

Zoek het bereidingsvoorschift en bijbehorend bereidingsprotocol op en bereid onderstaand recept.

Gezondheidscentrum Meerenveld
G.Y. Veenhuizen-van Walsum, huisarts
Breedstraat 6, 2200 AC Noordwijk

24-09-2009

R/ ergocoffeine zetpillen FNA
Da 30 st

S. Bij eerste tekenen van een aanval 1 zetpil, zo nodig na minstens 1 uur herhalen. Maximaal 4 zetpillen per aanval en maximaal 1x per week gebruiken.

Dhr. M. El Morabet
Joke Visserplein 123c, 2234 LH Noordwijk
04-07-1973

Maak een bijpassend etiket met informatie over de uiterste gebruiksdatum en lever het middel af, met etiket en FNA-bijsluiter.

Schrijf na afloop een kort verslag. Beschrijf daarin:

- welke ingrediënten heb je gebruikt?
- welke materialen heb je gebruikt bij de bereiding?
- welke handelingen heb je verricht?
- hoe verliep de controle door de docent?
- eventuele aandachtspunten voor een volgende keer.

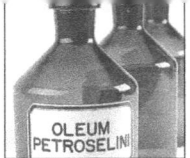

4.4 Hygiëne

- Basiswerk AG: Bereiden in de apotheek (ISBN 978 90 313 5142 8)

- www.agcontext.nl (> Video >apothekersassistent>inhoudsopgave>kerntaak 2:
  - stofdeeltjes en micro-organismen
  - voorkomen van besmetting
  - grootte van micro-organismen

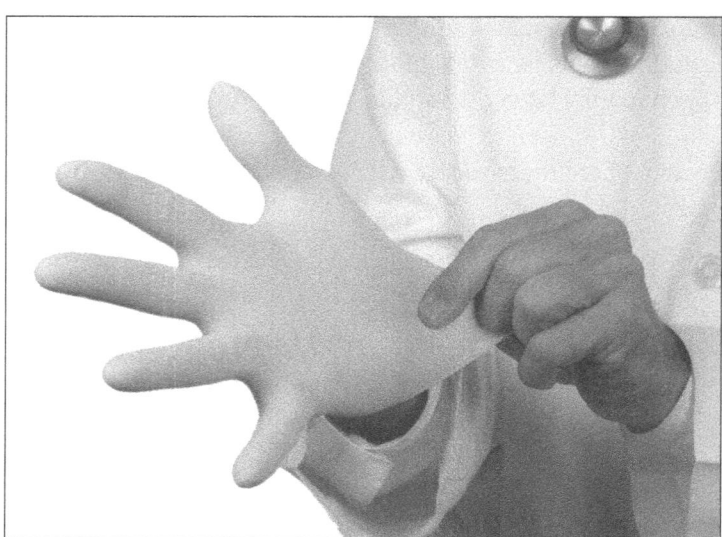

Het bereiden van geneesmiddelen moet hygiënisch gebeuren, om 2 redenen:
- om de toch al zieke klant niet nog meer te belasten
- om te zorgen dat de houdbaarheid van gebruikte producten niet terugloopt

Met 'hygiënisch' wordt bedoeld dat producten niet (of zo min mogelijk) besmet raken met micro-organismen.

Micro-organismen zijn niet met het blote oog te zien. We onderscheiden:
- bacteriën
- virussen
- schimmels en gisten

Zoek op wat de overeenkomsten en verschillen tussen deze micro-organismen zijn.

	eencellig	meercellig	planten ze zich zelfstandig voort?	zijn ze altijd schadelijk?	kunnen gedood worden met behulp van
Bacterie					
Virus					
Schimmel of gist					

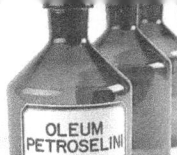

Zoek het antwoord op de volgende vragen.

1. Wat betekent *contaminatie*?

2. Langs welke wegen kunnen micro-organismen in een geneesmiddel terechtkomen?

3. Wat is het verschil tussen *desinfecteren* en *steriliseren*?

4. Noem 3 manieren om te voorkomen dat (achtergebleven) micro-organismen zich vermenigvuldigen.

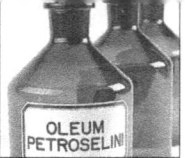

5. Noem een aantal voorzorgsmaatregelen om te voorkomen dat jij de geneesmiddelen die je bereidt besmet met micro-organismen.

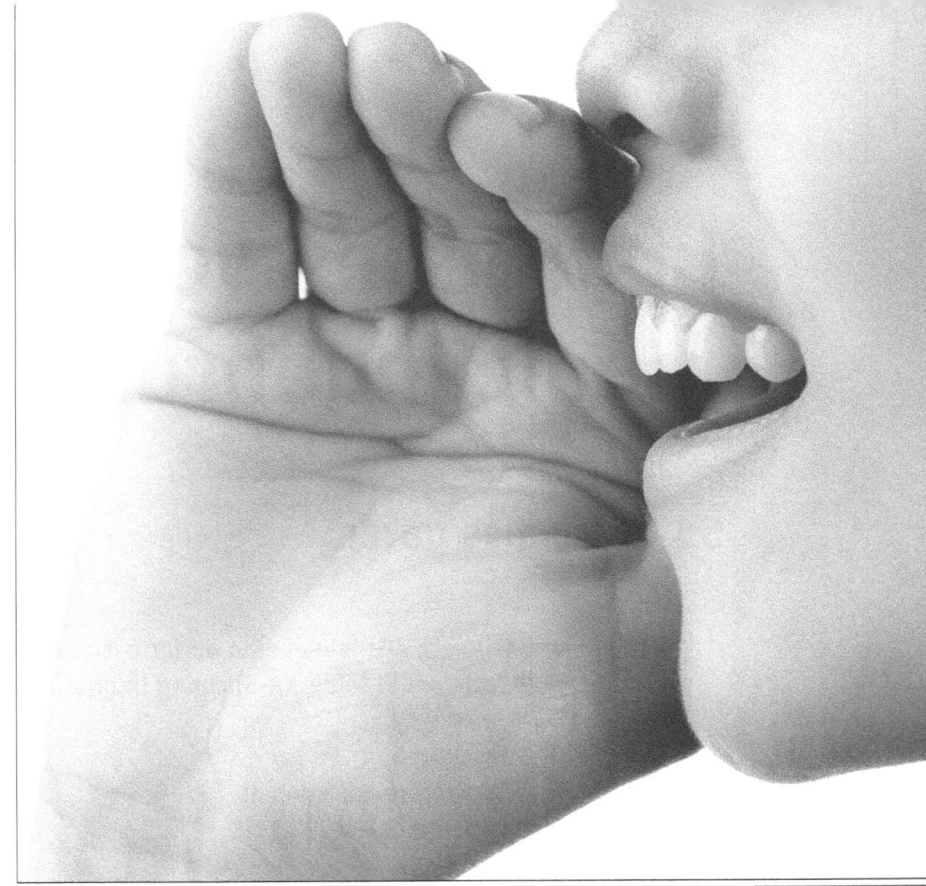

hoofdstuk 5
Voorlichting en advies

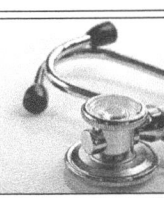
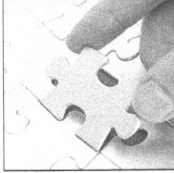
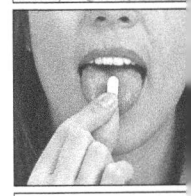
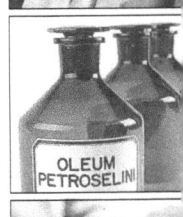
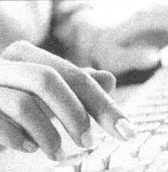
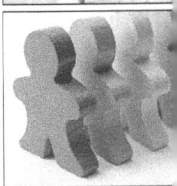
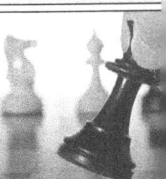

Klanten verwachten een goed advies van de apothekersassistent. Voor het geven van advies en voorlichting heb je meer nodig dan vakkennis alleen. Je moet ook weten hoe je de boodschap zó kunt brengen dat de klant hem begrijpt, er open voor staat en ook echt iets met de gegeven informatie kan.

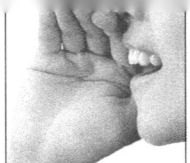

Instructies voor medicijngebruik

5.1 Instructies geven

- Basiswerk AG: Inleiding in de farmacotherapie (ISBN 978 90 313 6216 5)
- U-I cd-rom VI folders (Stichting Uitgifte Informatie)

- www.slsweb.nl
- www.kennisbank.knmp.nl
- www.apotheek.nl

Duidelijke instructies geven over de manier waarop de verstrekte medicijnen wel en niet gebruikt moeten worden is een belangrijke taak van de apothekersassistent.

Vorm een drietal. Telkens speelt één van jullie de rol van de klant en één die van apothekersassistent. De derde persoon is de observator. Kies een van onderstaande recepten.

1. R/ doxycycline 100 mg, no 8 stuks
    S. eerste dag 2 dan 1dd1

2. R/ xylometazoline 0,1 % 10 ml
    S. 3dd

3. R/ motilium 60 mg supp no 10
    S. 2 dd1 bij misselijkheid

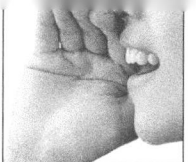

**Zoek informatie over dat geneesmiddel op in bovenstaande bronnen.
Denk daarbij aan de 7 W's:**

Wie:	Voor wie is het geneesmiddel bedoeld?
Wat:	Wat weet u al over het geneesmiddel?
Waarvoor:	Waarvoor krijgt u het geneesmiddel?
Werking:	Het geneesmiddel werkt als volgt: ...
Wellicht:	U kunt wellicht de volgende bijwerkingen verwachten: ...
Wanneer:	U dient het geneesmiddel op de volgende tijdstippen te gebruiken: ...
Waarmee:	U kunt het geneesmiddel innemen met ...

De observator observeert het gesprek aan de hand van het observatieformulier op de volgende pagina.

Bespreek de oefening na afloop van elk gesprek na: was de instructie duidelijk en volledig? Noteer eventuele aandachtspunten waar je de volgende keer extra op moet letten.

Aandachtspunten voor een volgende keer

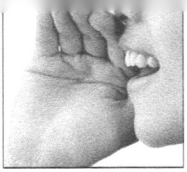

Observatielijst Instructies geneesmiddelengebruik

Vul voor elk aandachtspunt in:
- goed (+)
- matig (+/-)
- zwak (-)

naam apothekersassistent >		
Vraagt voor **Wie** het geneesmiddel bedoeld is.		
Vraagt **Wat** de klant al weet over het geneesmiddel.		
Vraagt **Waarvoor** het geneesmiddel is voorgeschreven.		
Legt **Werking** van het geneesmiddel uit.		
Noemt bijwerkingen die **Wellicht** optreden.		
Legt uit **Wanneer** het middel gebruikt moet worden.		
Legt uit **Waarmee** het middel moet worden gebruikt.		

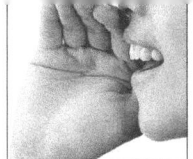

Voorlichting geven

5.2 Persoonlijk advies

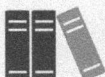

- Basiswerk AG: Voorlichting en advies in de apotheek (ISBN 978 90 313 4864 0)
- Basiswerk AG: Inleiding in de farmacotherapie (ISBN 978 90 313 6216 5)

- www.gezondheidsplein.nl
- www.ziekenhuis.nl
- www.agcontext.nl (> databank > NHG patiëntenfolders en: NHG patiëntenbrieven)
- www.slsweb.nl
- www.apotheek.nl
- www.serviceapotheek.nl
- www.kennisbank.knmp

Een apothekersassistent geeft niet alleen voorlichting over de verstrekte geneesmiddelen of hulpmiddelen, maar vaak ook over de achterliggende aandoening.

Vorm een drietal en oefen het geven van voorlichting door middel van 3 korte rollenspellen. Steeds is iemand anders apothekersassistent, klant en observator. Het gaat om de volgende klanten:

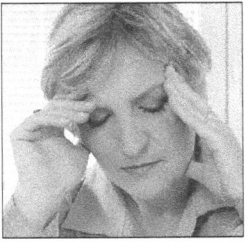

Mevrouw Versluis (52) heeft van tijd tot tijd een migraineaanval.

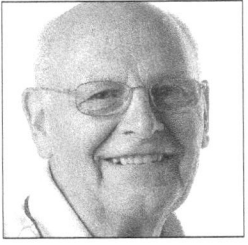

Meneer Timmerman (69) heeft een bijholteontsteking.

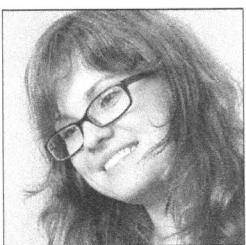

Jolette Hulskamp (21) is gevallen met de fiets en heeft een lichte hersenschudding opgelopen.

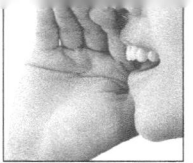

Verdeel de rollen en noteer de rolverdeling in onderstaande tabel.

	rol klant	rol apothekersassistent	rol observator
1			
2			
3			

Degene die de klant speelt, bedenkt een paar vragen die hij of zij zelf zou hebben gesteld.
De apothekersassistent leest zich in met behulp van de beschikbare patiëntenfolders en zoekt zonodig aanvullende informatie op internet.
De observator beoordeelt het gesprek aan de hand van de observatielijst op de volgende pagina.

Bespreek elk rollenspel na.
Noteer eventuele aandachtspunten waar je een volgende keer extra op moet letten.

Aandachtspunten voor een volgende keer

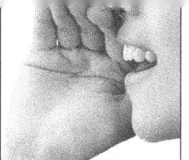

Observatielijst Voorlichting geven

Vul per aandachtspunt in:
- goed (+)
- matig (+/-)
- zwak (-)

naam apothekersassistent >			
Voorlichter was goed te verstaan.			
Het verhaal zat logisch in elkaar.			
Er werden hulpmiddelen gebruikt ter verduidelijking (plaatjes, modellen, enz.).			
Voorlichter vermeed onnodige vaktermen.			
Er ging veel aandacht naar de klant.			
Klant werd uitgenodigd om vragen te stellen.			
Voorlichter controleerde actief of het verhaal begrepen werd.			
Voorlichter kwam deskundig over.			
Voorlichter kwam prettig over.			
Na afloop wist de klant alles wat hij weten moest.			

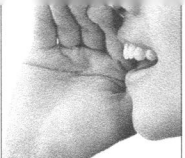

Actief luisteren

5.3 Het effect van luisteren

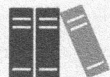 • Basiswerk AG: Professionele communicatie en beroepshouding (ISBN 978 90 313 4953 1)

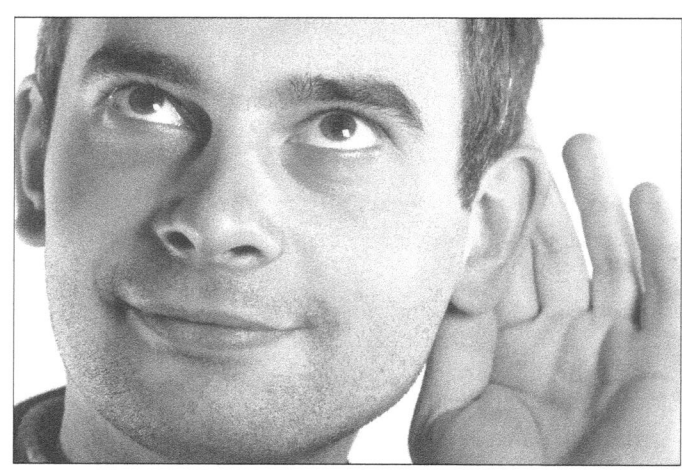

Als je voorlichting geeft, dan wil je iemand iets duidelijk maken. Bij voorlichting geven denk je in eerste instantie aan praten. Maar ook luisteren is een belangrijk instrument van de voorlichter.

Je kunt op verschillende manieren luisteren. Met alleen passief iemands verhaal aanhoren kom je meestal niet ver. Bij actief luisteren geef je jouw gesprekspartner de volle aandacht. Je houdt niet alleen je oren open, maar stimuleert hem of haar om verder te vertellen. Door oogcontact, door vragen te stellen en door een 'open' lichaamshouding laat je merken dat je betrokken en geïnteresseerd bent. Zo haal je belangrijke informatie boven tafel waarop je de voorlichting kunt afstemmen.

Lees de paragrafen van het boek 'Professionele communicatie' door.
Schrijf vervolgens de naam op van iemand die volgens jou heel goed kan luisteren en van iemand die dat volgens jou juist niet kan (vriend, vriendin, kennis of familielid).

De beste luisteraar die ik ken:

```
```

De slechtste luisteraar die ik ken:

```
```

Verloopt een gesprek met deze mensen verschillend? Waaraan merk je dat?
Bespreek dit met je studiegenoten.

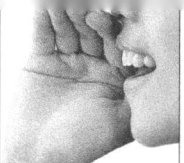

5.4 Luisterproef

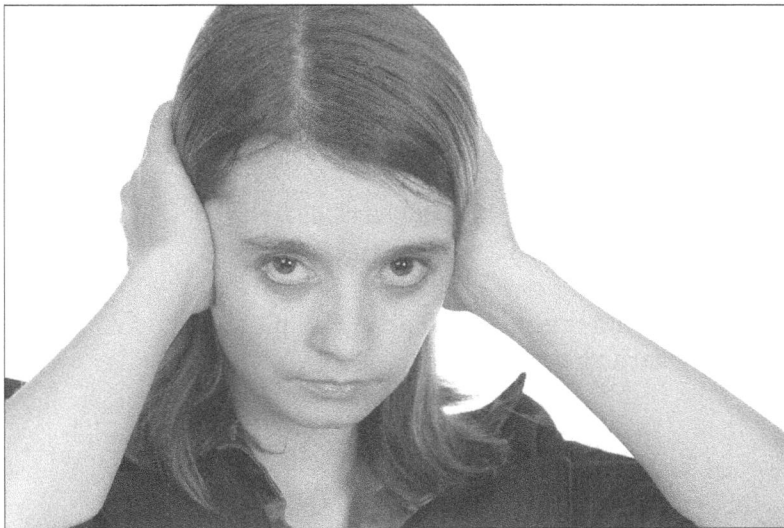

Sommige mensen 'praten als Brugman'. Ze gaan maar door, zelfs als er niemand meer luistert. Maar de meeste mensen kunnen dat niet. Zij kunnen alleen vertellen als ze een betrokken toehoorder tegenover zich hebben. Hoe ligt dat voor jou?

Ronde 1
- Vorm een tweetal en kies een plek in het lokaal.
- Zet daar twee stoelen neer, met de ruggen naar elkaar.
- Spreek af wie als eerste de verteller is en wie de luisteraar. Ga op de stoelen zitten, met de ruggen naar elkaar.
- De verteller beschrijft zijn of haar herinneringen aan de middelbare school.
- De luisteraar luistert maar stelt geen vragen. Hij of zij beperkt zich tot eenvoudige reacties zoals: "hmm", "o ja?", "ja", "nee", enzovoort.
- Daarna draaien de rollen om. Dit keer haalt de verteller herinneringen op aan een leuke vakantie.

Bespreek de oefening samen na:

Verteller:
- Ging het vertellen je gemakkelijk af?
- Heb je de ander duidelijk kunnen maken wat je bedoelde?

Luisteraar:
- Vond je het leuk om naar het verhaal te luisteren?
- Heb je een goed beeld gekregen van het verhaal?

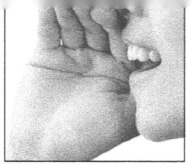

Ronde 2
- Vorm een drietal, kies een plek in het lokaal en zet daar 3 stoelen neer: 2 tegenover elkaar, de derde op enige afstand.
- Verdeel de rollen: wie is verteller, wie luisteraar en wie observator?
- De verteller en luisteraar gaan tegenover elkaar zitten. De verteller vertelt over zijn of haar favoriete vrijetijdsbesteding.
- De luisteraar luistert actief.
- De observator volgt het gesprek:
  - Vertoonde de luisteraar een 'open lichaamshouding? Waaruit bleek dat?
  - Hield de luisteraar oogcontact met de verteller? Had dat effect?
  - Stelde de luisteraar vragen? Maakte dat verschil?
  - Vatte de luisteraar het verhaal van tijd tot tijd samen? Leverde dat iets op?
  - Kwam de luisteraar betrokken over? Waaruit bleek dat?

Beschouw jij jezelf als iemand die goed luistert, of niet?
Hoe denken anderen over jou, wat dit betreft?

Kruis aan:

Ik kan heel goed luisteren	O—O—O—O—O	Luisteren is niet mijn sterkste kant

Anderen vinden dat ik goed kan luisteren	O—O—O—O—O	Anderen vinden dat ik totaal niet luister!

Wat zou jij kunnen doen om een betere luisteraar te worden?

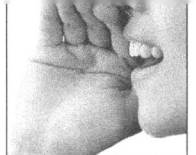

Schriftelijke voorlichting

5.5 Folders

- Basiswerk AG: Professionele communicatie en beroepshouding (ISBN 978 90 313 4953 1)

- www.agcontext.nl (> databank > NHG patiëntenbrieven en NHG patiëntenfolders)
- www.slsweb.nl

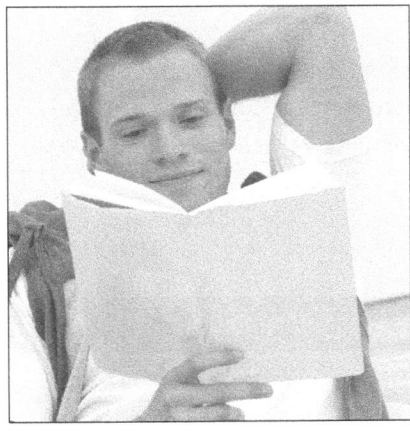

Persoonlijke, mondelinge voorlichting is een goede manier om de klant te informeren. Maar daarnaast is het prettig als hij informatie mee kan nemen om deze thuis nog eens rustig na te lezen. Daarvoor heb je de beschikking over patiëntenbrieven en folders over uiteenlopende aandoeningen.

Lees paragraaf 3.1 en 3.2 van het boek 'Professionele communicatie en beroepshouding'.
Bedenk een aantal voor- en nadelen van mondelinge en schriftelijke voorlichting.

Mondelinge voorlichting

Voordelen	Nadelen

Schriftelijke voorlichting

Voordelen	Nadelen

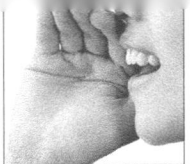

Bij een goede folder komt de boodschap beter over dan bij een slechte folder. Maar wat maakt dat een folder goed of slecht is?
Vorm een tweetal en bedenk een aantal eisen waaraan een voorlichtingsfolder volgens jullie moet voldoen.

Een goede voorlichtingsfolder...

Zoek samen een folder die jullie erg goed vinden en een die jullie juist heel slecht vinden. Dat mogen ook folders zijn die niets met de opleiding te maken hebben. Bijvoorbeeld folders die je thuis in de brievenbus gekregen hebt, die in het folderrek staan bij de receptie, enzovoort.
Licht toe waarop jullie oordeel gebaseerd is.

Dit vinden wij een goede folder

Titel	Uitgegeven door	Wat wij goed vinden:

Dit vinden wij een slechte folder

Titel	Uitgegeven door	Wat wij niet goed vinden:

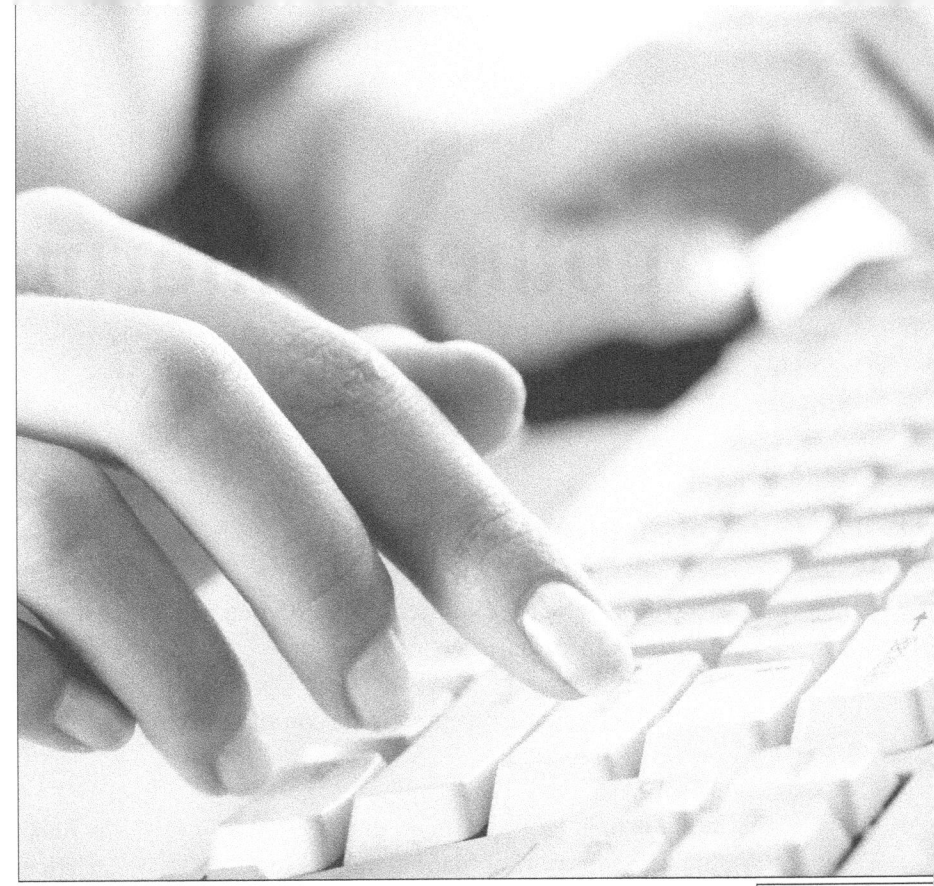
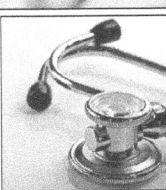
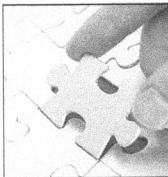
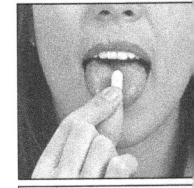
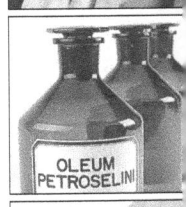
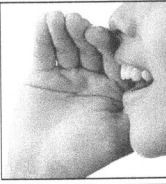
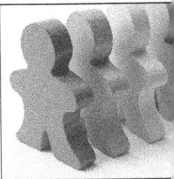
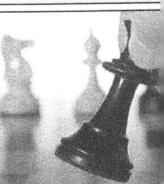

hoofdstuk 6
Administratieve taken

Een apothekersassistent is niet alleen bezig met het verstrekken van geneesmiddelen aan klanten, er moeten elke dag ook de nodige administratieve taken verricht worden.
Het Apotheek Informatie Systeem bijwerken, bestellingen plaatsen, brieven en mails sturen naar leveranciers of collega's, enzovoort.

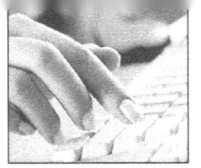

Apotheek Informatie Systeem

6.1. Gegevens invoeren

Alle informatie over klanten en de aan hen verstrekte medicijnen wordt ingevoerd in het Apotheek Informatie Systeem (AIS).

Voer onderstaande recepten in de computer in.

Inge Korthals
Zij heeft een voorhoofdsholteontsteking.

G.H. Doornenkamp,
huisarts
Uylenstede 16, 6418 BK Hoensbroek
Tel. 045-16 77 70

12-08-2008

R/ doxycycline 100 mg, no 8 stuks
S. eerste dag 2 dan 1dd1

R/ xylometazoline 0,1 % 10 ml
S. 3dd

Mw. I. Korthals, 03-08-1988
Zwanenkamp 33, 6411 PZ Hoensbroek

Overige gegevens
- Telefoon: 045-559 30 37
- BSN: 032564897
- Verzekering: Univé (polisnr. 232.445.786)

Alex van Kalkhoven
Hij heeft een chronische bijholteontsteking.

F.C.H. Lemstra,
huisarts
Krommegracht 44, 4818 BK Breda
Tel 076-167 77 03

24-11-2009

R/ celestone 0,5 mg no 10
S. 1dd1

R/ flixonase nevel neusspray, no1
S. 1dd2 puffen, bdz

Dhr. A. van Kalkhoven, 06-03-1962
Bramantenhof 33, 4824 GZ Breda

Overige gegevens
- Telefoon: 06-21570892
- BSN: 022667996
- Verzekering: Amev (polisnr. 125489780)

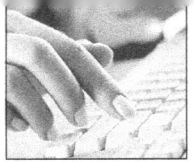

Frits du Pré
Hij heeft zware hoofdpijn ten gevolge van een aneurysma.

G.H. Doornenkamp,
huisarts
Uylenstede 16, 4818 BK Breda
Tel 076-167 77 03

05-03-2009

R/ Propranolol 40 mg, no 180
S. 2dd 1

Dhr. F. du Pré, 01-12-1975
Tussenstraat 16b, 4815 LH Breda

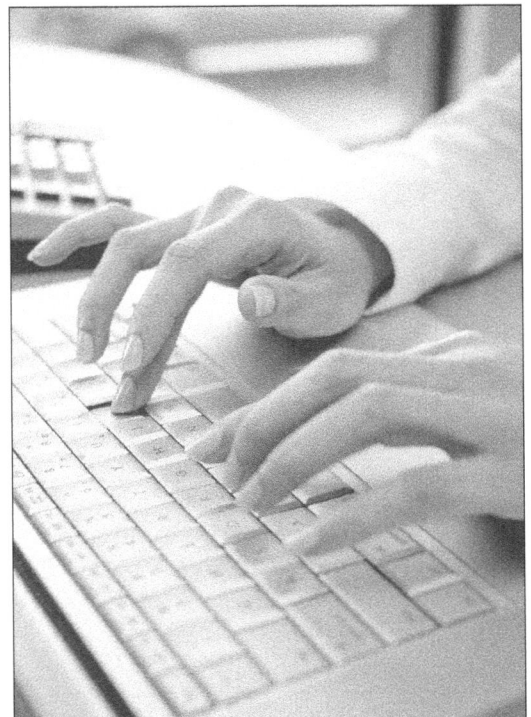

Overige gegevens
- Telefoon: 076-5223962
- BSN: 0786778333
- Verzekering: Menzis (polisnr. 234657899)

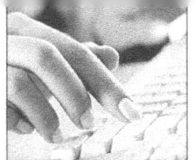

Geneesmiddelen bestellen

6.2 Achtergrondkennis

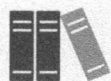

- Basiswerk AG: Voorraadbeheer en logistiek (ISBN 978 90 313 4635 7)

Klanten moeten zo snel mogelijk hun medicijnen krijgen. Ook andere baliewerkzaamheden moeten ongestoord kunnen verlopen. Een apotheek streeft dan ook naar een optimale voorraad. Om dit voor elkaar te krijgen vraagt dat inzicht in de bestelregels en bestelmethoden.

Zoek het antwoord op de volgende vragen.

1. Welke twee onderwerpen spelen altijd de hoofdrol bij het beheren van een voorraad?

2. Er zijn twee manieren om de bestelhoeveelheid te bepalen. Welke zijn dit?

3. Op welke twee manieren kan het bestelmoment bepaald worden?

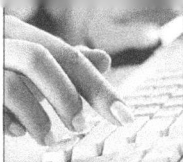

4. Waarom is bij een optimale voorraad de voorraadhoogte bepalend?

5. In de apotheek zijn bestelmethoden '2' en '3' het meest praktisch, wanneer een optimale voorraad wordt nagestreefd. Geef een korte omschrijving van deze twee verschillende manieren.

Bestelmethode 2	Bestelmethode 3

6. De bestelhoeveelheid is afhankelijk van de kosten die de voorraadaanvulling meebrengt. Noem de twee kostensoorten die bepalend zijn voor de bestelhoeveelheid.

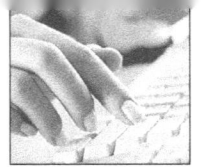

7. De hele voorraad kan worden onderverdeeld in A-, B-, C-artikelen. Waar staan deze letters voor? Geef van ieder artikel een voorbeeld

Artikel	Omschrijving	Voorbeeld
A-artikel		
B-artikel		
C-artikel		

8. Leg de 80/20 regel uit.

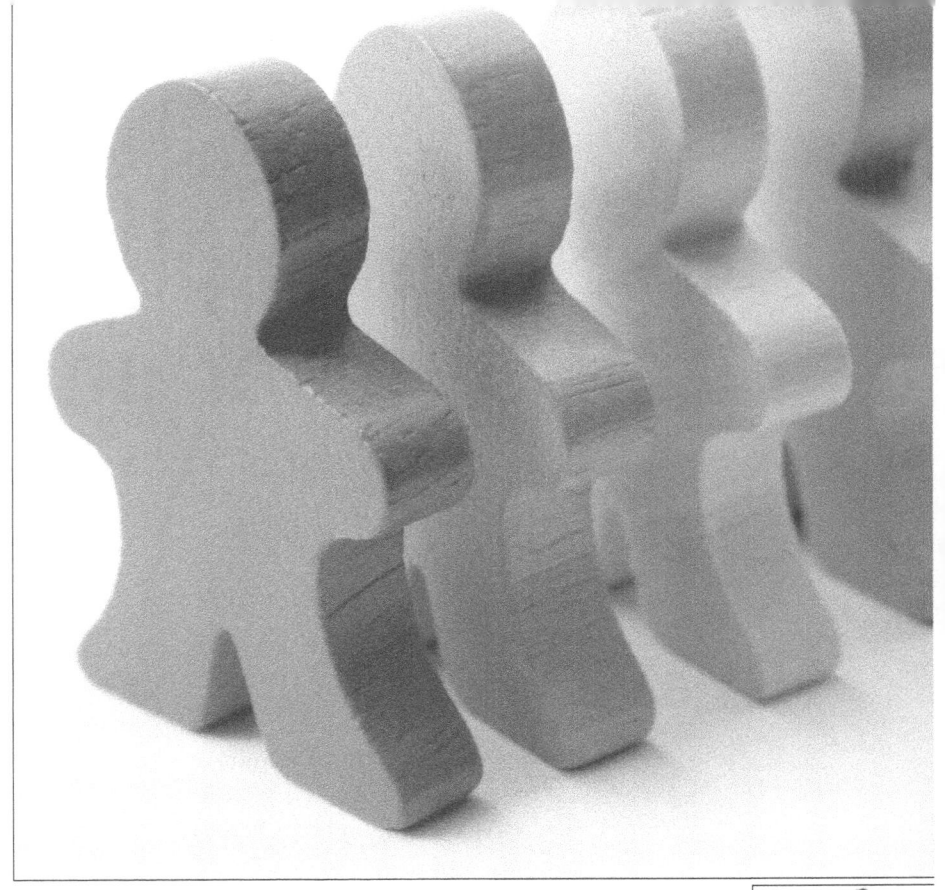

hoofdstuk 7
De maatschappij en jij

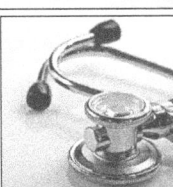
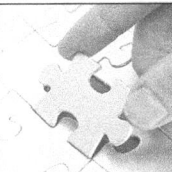
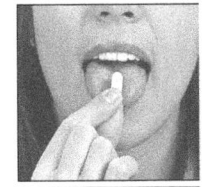
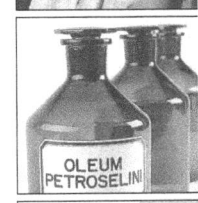
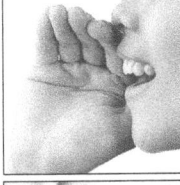
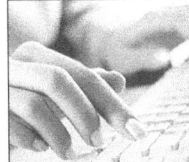
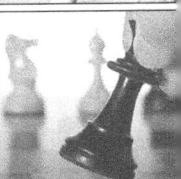

Als apothekersassistent sta je midden in de samenleving. Het is belangrijk dat je weet hoe de gezondheidszorg in Nederland geregeld is. Maar ook hoe er in de samenleving gedacht en gesproken wordt over gezondheid. Een goede apothekersassistent heeft geen 'medische oogkleppen' op, maar heeft oog en begrip voor andere meningen.

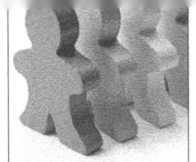

Rechten en plichten van zorgverlener en klant

7.1 De WGBO

- Basiswerk AG: Praktijkorganisatie voor apothekersassistenten (ISBN 978 90 313 5442 9)

- www.artsennet.nl (> wgbo)
- www.postbus51.nl (> wgbo)
- www.kennisRing.nl (> wgbo)

De gezondheidszorg is in Nederland goed geregeld, onder meer via een aantal wetten. Eén daarvan is de Wet op de Geneeskundige Behandelings Overeenkomst (WGBO). Deze wet omschrijft wat de rechten en plichten van de klant zijn en welke rechten en plichten de zorgverlener heeft.

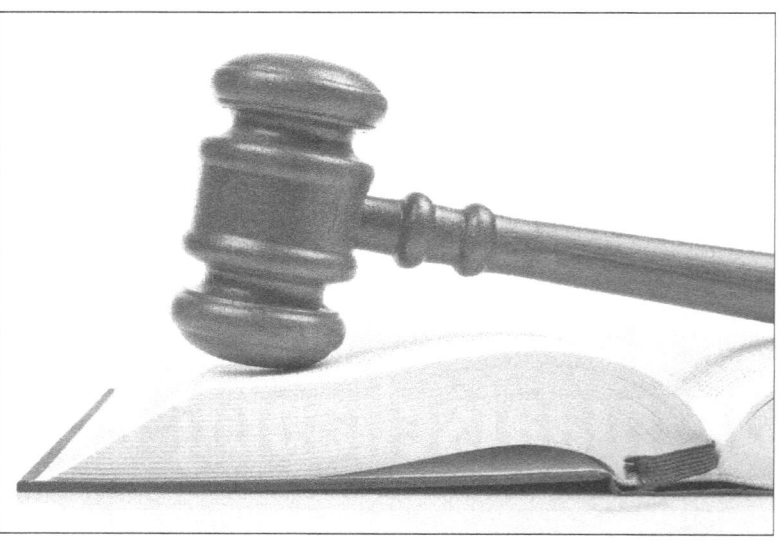

Opdracht 1.1
Kruis aan welke uitspraken waar en welke niet waar zijn. Klopt een uitspraak niet, noteer dan hoe dit punt wettelijk *wel* geregeld is.

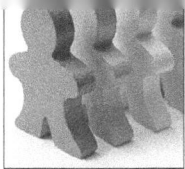

	waar	niet waar
Een apotheker is geen zorgverlener zoals een arts, en valt dus niet binnen de wet WGBO.		
Ook een apothekersassistent is een zorgverlener en valt dus onder de wet WGBO.		
Een apotheker is niet verantwoordelijk voor fouten die een apothekersassistent maakt.		
De apotheker kan zich niet verschuilen achter het argument dat de klant hem niet de juiste of onvolledige informatie gegeven heeft.		
De apotheker mag het verzoek van een klant om zijn medicatiedossier in te zien weigeren.		
Er is geen wettelijke termijn voor het bewaren van medicatiedossiers.		
De apotheker(sassistent) is verplicht om informatie te geven over eventuele alternatieven voor de voorgeschreven medicijnen.		
Agressief gedrag is geen reden om een klant te weigeren.		
Medicatiedossiers moeten bij het weggooien door de papierversnipperaar.		
Een klant kan geen volledige privacy eisen; het blijft altijd mogelijk dat een ander hoort wat jij met de apothekersassistent bespreekt.		
De apotheker mag een kopie van iemands medicatiedossier aan andere zorgverleners geven, als hem dat verstandig lijkt.		
Als een apothekersassistent een ernstige fout maakt, dan kan de klant hem of haar voor de Tuchtraad slepen.		

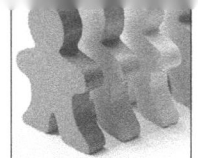

Discussies in de samenleving

7.2 Druk, druk, druk....

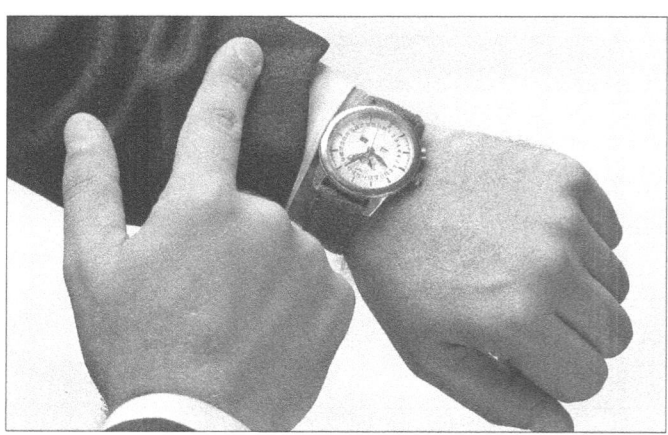

Op de vraag: "Hoe gaat het ermee?" volgt heel vaak het antwoord: "Ik heb het ontzettend druk...". Hoofdpijn kan een lichamelijke oorzaak hebben maar ook een teken zijn dat mensen figuurlijk 'teveel aan hun hoofd hebben'. Spanningshoofdpijn, stress, burn-out en aanpassingsstoornissen zijn veelvoorkomende kwalen. Heb jij het ook zo druk?

Kruis aan in hoeverre jij last hebt van stress:

| Ik voel me voortdurend gestrest | O—O—O—O—O | ik ben nooit gestrest |

Bedenk een aantal situaties waarin jij je opgejaagd voelt.

Hier word ik gestrest van:

Als jij je gespannen voelt, waarin uit zich dat dan (humeur, concentratie, lichamelijke aspecten)?

Als ik erg gespannen ben, dan:

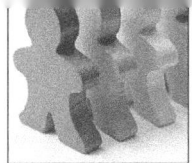

Maak een lijstje van wat jij de komende week allemaal moet doen (afspraken, uitstapjes, klussen thuis, studieopdrachten, enzovoort).

Markeer met een markeerstift de activiteiten van dit lijstje die absoluut niet uitgesteld of afgezegd kunnen worden. Is er een verschil tussen *het druk hebben* en *het gevoel hebben dat je het druk hebt*?

Wat doe jij om stress het hoofd te bieden? Wat werkt bij jou goed, wat juist helemaal niet?

Vergelijk jouw antwoorden met die van een paar studiegenoten. Wat vinden jullie: leven we in een gestreste samenleving of valt dat wel mee?

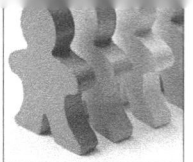

7.3 Stress-test

- www.medicinfo.nl (> stresstest)
- www.headachetest.com/HIT6translations.html (> Dutch)
- www.mens-en-gezondheid.infonu.nl (> stress)

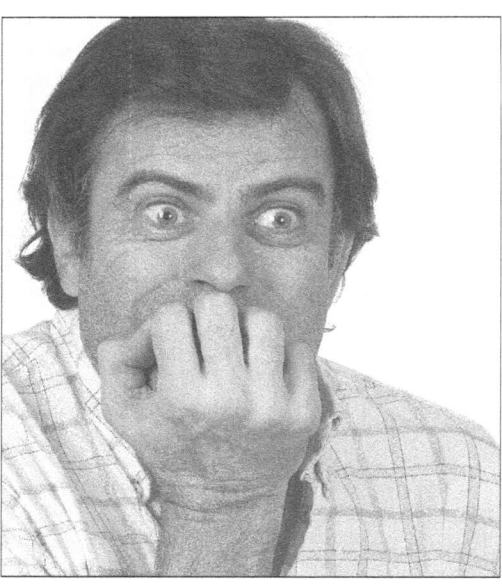

Doe de Stresstest op www.medicinfo.nl.

Welke score heb je behaald?

Is deze score gunstig of ongunstig?
Komt hij overeen met jouw eigen inschatting?

Doe ook de hoofdpijntest op www.headachetest.com (kies de Nederlandse versie).

Blader door de artikelen die te vinden zijn op de site mens-en-gezondheid.infonu.nl en verzamel informatie over:
- oorzaken van stress
- symptomen van stress (lichamelijk, gedrag, emotioneel, denken)
- tips voor het voorkomen van en omgaan met stress

Oorzaken van stress

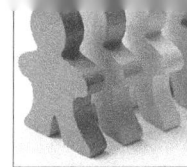

Symptomen van stress

Tips om met stress om te gaan

Tips om stress te voorkomen

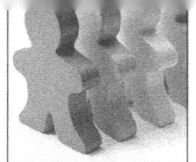

7.4 Stress bij kinderen

- www.sire.nl (> campagnes > recente campagnes)
- Google: Kinderen hebben het te druk (> open de site: cgi.omroep.nl)

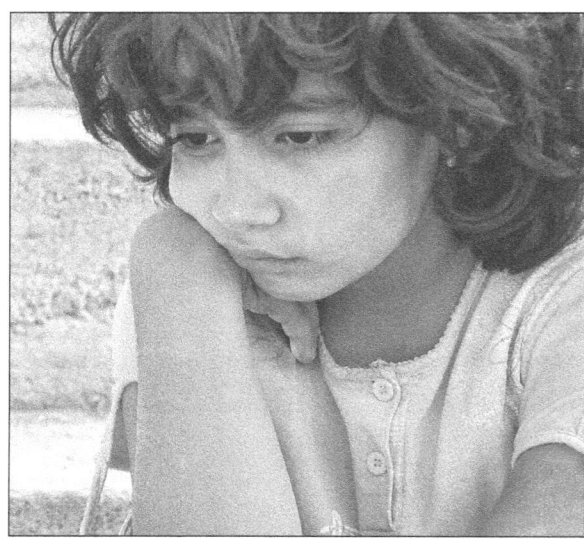

Zelfs onder jonge kinderen komt stress steeds vaker voor. Daarover ging de voorlichtingscampagne "*Kinderen hebben het druk!*", met spotjes op radio en tv en advertenties in de krant.

Bekijk deze campagne op de website van Sire. Bekijk daarna de uitzending "Kinderen hebben het te druk" (Teleac) op de site cgi.omroep.nl.

Praat met een paar studiegenoten over de volgende stellingen:

> Het is juist goed als kinderen zich van tijd tot tijd vervelen.

> Het is belangrijk om al op jonge leeftijd te leren plannen.

> Een kind kan zelf prima bepalen hoeveel hij of zij aan kan.

> Als kinderen het te druk hebben, dan ligt dat meestal aan hun ouders.

> Stress bij kinderen is een luxeprobleem!

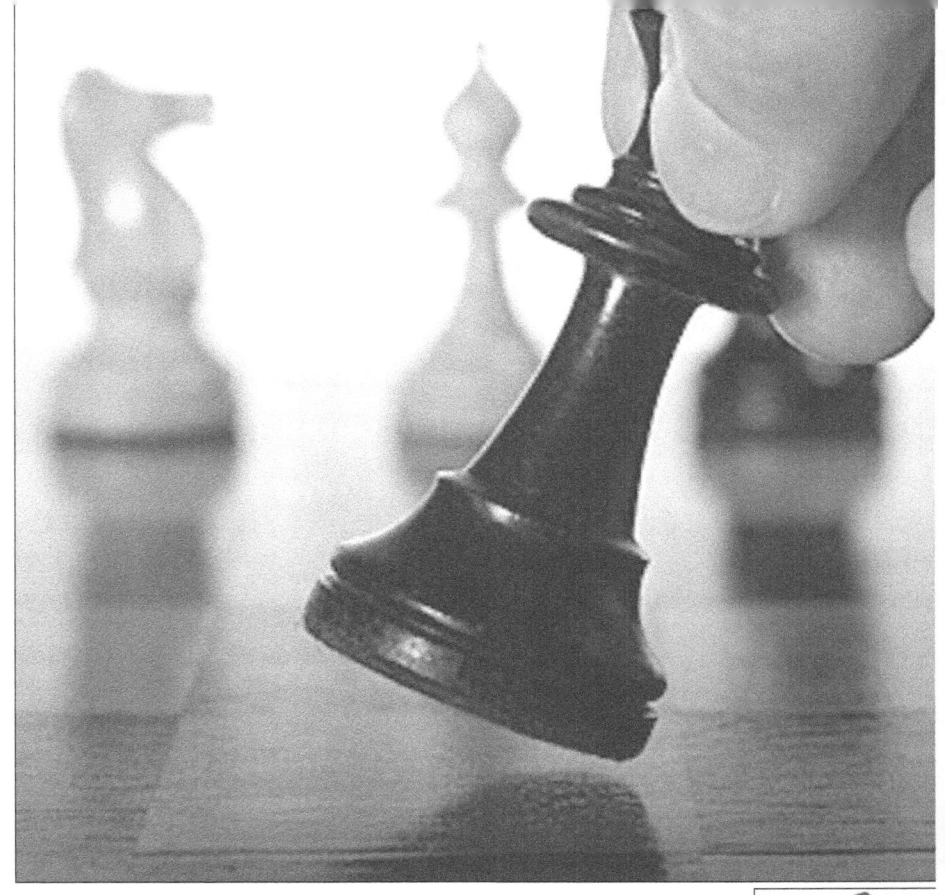

hoofdstuk 8
Persoonlijke groei

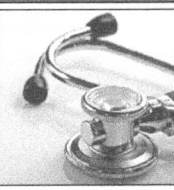
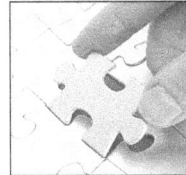
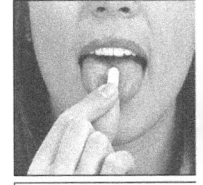
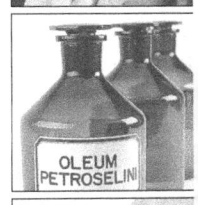
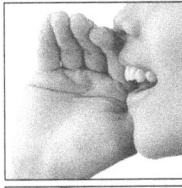
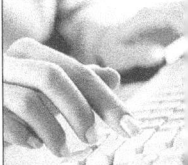
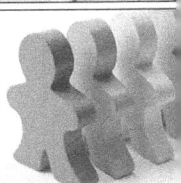

Mensen leren hun hele leven, vanaf de dag dat ze geboren worden tot het moment waarop ze hun laatste adem uitblazen. Van alles wat je meemaakt steek je wel iets op.

Je kunt het aan het toeval overlaten wat je leert, of zelf een koers uitstippelen. In dat geval heb je zelf invloed op hoe je leert. Hoe slimmer je het aanpakt, hoe sneller en beter je leert. Tijdens je opleiding en straks in je baan als apothekersassistent.

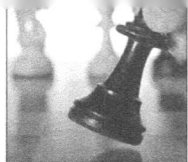

Ken jezelf

8.1 Karaktereigenschappen

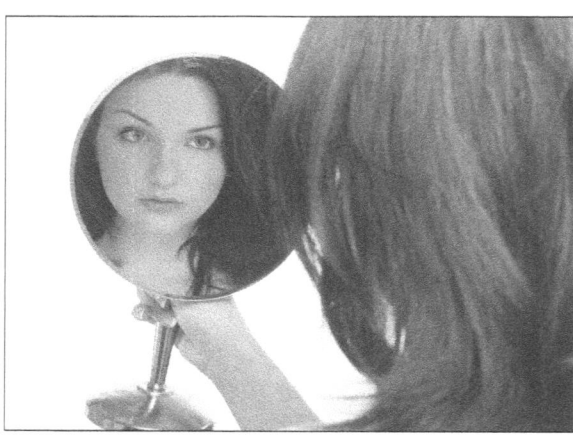

Een apothekersassistent die dagelijks met klanten omgaat moet beschikken over veel mensenkennis. Dat begint met weten wie je zelf bent. Ook jij hebt je eigen gewoontes, mogelijkheden en beperkingen.
Wat verwacht jij van anderen? Kom jij over zoals je graag over wilt komen?
Sta je open voor anderen of ben je soms vooringenomen of bevooroordeeld?

Bedenk 5 typische karaktereigenschappen van jezelf. Geef voor elke eigenschap een voorbeeld van de manier waarop deze tot uiting komt in dingen die je zegt of doet. Oftewel: waaraan merken anderen dat dit een karaktertrek van jou is?

Ik ben:	dus doe of zeg ik:

Als je bij een bepaalde eigenschap niet kunt aangeven hoe een ander deze kan waarnemen, dan kunnen er twee dingen aan de hand zijn:
- je wilt graag zo zijn maar je bent het eigenlijk niet echt
- je bent wel zo maar je voelt je belemmerd om die eigenschap aan anderen te laten zien

Hoe zit dat bij jou?

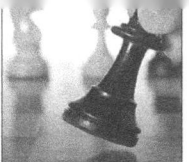

8.2 Test jezelf

Er kunnen grote verschillen zijn in de manier waarop mensen zichzelf beschrijven en de manier waarop anderen dat doen. Klopt het beeld dat anderen van jou hebben met het beeld dat jij van jezelf hebt? En wat doe je als dat niet het geval is? Laat je het daarbij of denk je: *"Wat kan ik anders doen zodat mensen wel zien hoe ik echt ben?"*

Vul de test in op de volgende pagina's. Kruis bij elke vraag het antwoord aan dat het dichtste bij jouw mening ligt (niet te lang nadenken). Komt de uitslag van de test overeen met het beeld dat je van jezelf hebt?

Vorm een groepje en bespreek de uitkomsten met elkaar. Klopt het beeld dat jij van jezelf hebt met het beeld dat anderen van jou hebben? Vul hieronder eventuele verschillen in.

Zo zie ik mezelf:	Zo zien anderen mij:

Kun je dit verschil verklaren?
Wat kun jij doen om dat verkeerde beeld dat anderen van jou hebben te veranderen?

Dingen die ik anders zou kunnen doen:

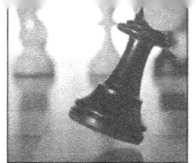

De test
(gebaseerd op MayerBriggs)

Kruis het antwoord aan dat <u>het meest</u> of <u>meestal</u> op jou van toepassing is.

1. **Ik ga op een feestje**
   - a) met veel mensen om, ook met onbekenden
   - b) met weinig mensen om en alleen met bekenden

2. **Welke kleren iemand draagt**
   - a) valt me meestal direct op
   - b) ontgaat me vaak

3. **Ik hou niet van mensen die**
   - a) met hun hoofd in de wolken zitten
   - b) meteen over praktische details beginnen

4. **Je kunt mij overtuigen**
   - a) door met goede argumenten te komen
   - b) als je me weet te raken

5. **Ik doe dingen meestal**
   - a) volgens mijn eigen planning
   - b) op het laatste nippertje

6. **Je vakantie voorbereiden vind ik**
   - a) leuk, ik begin er vroeg mee
   - b) niet nodig, ik zie wel als ik er ben

7. **Kleding kopen**
   - a) doe ik het liefst samen met een vriendin
   - b) doe ik liever alleen, dan ben ik zo klaar

8. **Ik kijk liever naar een film**
   - a) die over de werkelijkheid gaat
   - b) waar veel fantasie in zit

9. **Ik heb de neiging meer te kijken naar**
   - a) de grenzen en beperkingen van dingen
   - b) de mogelijkheden

10. **Ik vind iemand geloofwaardig**
    - a) als hij consequent is
    - b) als het tussen ons 'klikt'

11. **Als ik een nieuwe tv moet kopen**
    - a) ga ik me eerst goed oriënteren
    - b) kies ik het model dat er mooi uit ziet

12. **Het is belangrijk om in je relatie**
    - a) over en weer goede afspraken te maken
    - b) je een beetje soepel op te stellen

13. **Het leukste van iets maken is**
    - a) als er een mooi eindproduct ontstaat
    - b) het bezig zijn zelf

14. **In een groep ben ik meestal**
    - a) een van de gangmakers
    - b) iemand die meedoet

15. **Als ik mijn huis schoonmaak doe ik dat**
    - a) altijd op een vaste manier
    - b) ik begin gewoon ergens

16. **Ik vind het prettig als mensen**
    - a) meteen duidelijk zeggen wat ze bedoelen
    - b) veel beelden en vergelijkingen gebruiken

17. **Dat iemand kwaad op me is**
    - a) heb ik vaak pas door als hij het zegt
    - b) heb ik meteen in de gaten

18. **Andere mensen vinden mij**
    - a) standvastig en duidelijk
    - b) makkelijk te beïnvloeden

19. **Als er een stapel werk op me wacht**
    - a) begin ik met dat wat het meeste haast heeft
    - b) begin ik gewoon met dat wat bovenop ligt

20. **Als ik iemand bel**
    - a) zie ik wel hoe het gesprek loopt
    - b) bedenk ik van tevoren wat ik ga zeggen

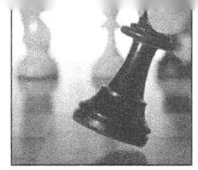

21. Ik ben eerder een
- a) gemakkelijk mens
- b) serieus en vastberaden mens

22. Te laat komen vind ik
- a) heel irritant
- b) niet zo'n probleem

23. Mensen met allerlei grote plannen
- a) neem ik niet zo serieus
- b) vind ik heel boeiend

24. Een discussie is geslaagd als
- a) ieders opvattingen aan bod komen
- b) mensen het uiteindelijk eens zijn

25. Als ik iemand wil opzoeken
- a) bel ik hem om een afspraak te maken
- b) wip ik langs en kijk of hij thuis is

26. Het leukste moment van iets kopen is
- a) het moment waarop je de knoop doorhakt
- b) de tijd waarin je nog kunt kiezen

27. In gezelschap
- a) begin ik het gesprek
- b) wacht ik tot ik aangesproken word

28. "Elk voordeel heeft z'n nadeel"
- a) vind ik een sterke uitspraak, dat is zo
- b) vind ik geleuter

29. Als iemand op het laatste moment afbelt
- a) vind ik dat ontzettend vervelend
- b) verzin ik gewoon wat anders om te doen

30. Ik heb liever dat iemand
- a) kritisch is
- b) makkelijk is

31. Ik heb bewondering voor mensen die
- a) dingen goed kunnen organiseren
- b) goed kunnen improviseren

32. Als ik iets niet weet
- a) stap ik op iemand af die er verstand van heeft
- b) ga ik eerst maar eens op internet zoeken

33. Als ik iets duurs koop en het ligt de volgende dag in de opruiming, dan
- a) baal ik daar van
- b) boeit me dat niet

34. Wat de komende jaren betreft:
- a) ik weet wel ongeveer wat ik wil
- b) ik heb geen idee welke kant het op zal gaan

35. Ik heb
- a) een grote vriendenkring
- b) alleen een paar echt goede vrienden

36. Wat vind jij een groter compliment:
- a) "Ik vind dat je heel logisch denkt"
- b) "Ik vind jou een heel gevoelig mens"

37. Reclame op de tv
- a) daarvoor ben ik totaal niet gevoelig
- b) heeft soms wel invloed op me

38. 's Avonds alleen thuis zijn vind ik
- a) saai, ik ga liever met iemand op stap
- b) heerlijk, kan ik lekker iets voor mezelf doen

39. Mijn telefoonrekening
- a) is behoorlijk hoog
- b) is vrij laag, ik bel niet zoveel

40. Goede ideeën
- a) ontstaan vaak al pratende met anderen
- b) borrelen soms opeens in mijn hoofd op

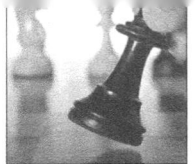

De uitslag

Hieronder staan een aantal combinaties van vragen. Kruis steeds aan of je antwoord A of B hebt ingevuld en bereken het totaal. Kijk dan waar die uitslag voor staat.

1. Hoe belangrijk zijn andere mensen voor jou?
Kruis aan wat je op onderstaande vragen hebt geantwoord en tel het aantal keren A en B op.

	1	7	14	20	24	27	35	38	39	40	totaal
A											
B											

Vaker A dan B
Jij vindt het heel belangrijk om andere mensen om je heen te hebben. Je bent spontaan, sociaal vaardig en nieuwsgierig naar wat anderen zeggen en doen. Andere mensen stimuleren je om plannen te maken, dingen te ondernemen en je mening te vormen. Voordat je een besluit neemt wil je graag horen hoe anderen erover denken, in je eentje gaat beslissen je minder makkelijk af. In je vrije tijd begeef je je het liefste onder de mensen. Jij laat de deur het liefste open staan.

Vaker B dan A
Jij gaat vooral af op jezelf, op je eigen gedachten, ervaringen en meningen. Je hebt goed op een rijtje wat je van dingen vindt. Wat andere mensen vinden is voor jou minder belangrijk. Voordat jij je mening over een nieuw onderwerp geeft wil je daar eerst zelf rustig over nadenken. Je bent consequent in je manier van doen en lijkt soms wat moeilijk te benaderen. Je vindt het heerlijk om een avondje alleen te zijn en werkt liever in alle rust, op je eigen manier en zonder pottenkijkers.

2. Hoe kijk jij naar de dingen?
Kruis aan wat je op onderstaande vragen hebt geantwoord en tel het aantal keren A en B op.

	2	3	8	9	10	13	16	17	23	33	totaal
A											
B											

Vaker A dan B
Jij kijkt vrij objectief naar dingen, zoals ze zich voordoen. Je let vooral op hun letterlijke vorm en betekenis. Je hebt oog voor detail en gaat uit van het hier en nu. Als jij een huis bezichtigt, valt je meteen al het kluswerk op dat er nog gedaan moet worden. Dagdromen vind jij maar niks.

Vaker B dan A
Jij kijkt minder naar de feiten en details maar let vooral op het gevoel dat dingen bij je oproepen. Je ziet eerder mogelijkheden dan beperkingen. Je vindt de toekomst soms interessanter dan het hier en nu. Als jij een huis bezichtigt, kijk je over het achterstallige onderhoud heen en fantaseer je meteen over wat er van dat huis te maken valt.

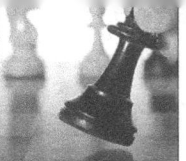

3. Hoe neem jij beslissingen?
Kruis aan wat je op onderstaande vragen hebt geantwoord en tel het aantal keren A en B op.

	4	11	18	21	26	28	30	32	36	37	totaal
A											
B											

Vaker A dan B
Voor jou zijn logica, argumenten en feiten erg belangrijk, dus verzamel je informatie voordat je een beslissing neemt. Je bent stabiel en wordt niet snel door emoties heen en weer geslingerd. Je vindt het belangrijk dat mensen duidelijk zijn, aan vaag gepraat heb je een hekel. Een opmerking als "Dat voel je toch aan!?" vind je maar onzin. Als iemand met een idee komt heb je de neiging om te reageren met: "Ja, maar..."

Vaker B dan A
Feiten, argumenten en logica spelen voor jou slechts een beperkte rol, jij laat je vooral leiden door je gevoel en de sfeer. Het is voor anderen vaak moeilijk te voorspellen wat jij ergens van zult vinden. Je verwacht dat mensen begrijpen wat je bedoelt, zonder dat je het helemaal hoeft uit te spellen. Je vindt het vervelend als iemand meteen "Ja, maar.." roept als jij met een leuk idee aan komt zetten.

4. Hoe organiseer jij je leven?
Kruis aan wat je op onderstaande vragen hebt geantwoord en tel het aantal keren A en B op.

	5	6	12	15	19	22	25	29	31	34	totaal
A											
B											

Vaker A dan B
Jij houdt van structuur. Je hebt duidelijke ideeën over hoe dingen moeten zijn. Je maakt graag duidelijke afspraken en het irriteert je als anderen dat niet doen of zich daar niet aan houden. Het stoort je als dingen slecht geregeld zijn. Je hebt een redelijk beeld van je toekomst en weet waar je heen wilt. Het gebeurt zelden dat jij iets kwijt bent en je kunt goed omgaan met geld. Een tegenslag beschouw jij als een les: het zal je niet nog eens gebeuren.

Vaker B dan A
Jij houdt van het onverwachte, het onvoorspelbare. Twee keer hetzelfde doen vind je saai. Je denkt niet lang na over de dag van morgen en gaat op in wat zich vandaag aandient. Met geld ben je niet zo handig. Je hebt een hekel aan regels en aan mensen die 'moeilijk doen'. Bijvoorbeeld als je iets later komt dan afgesproken was. Anderen vinden jou soms chaotisch en inderdaad ben je regelmatig dingen kwijt. Tegenslagen vergeet je snel en de kans bestaat dat je een fout of vergissing een volgende keer weer zult maken.

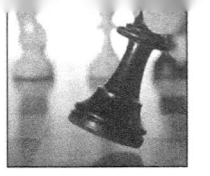

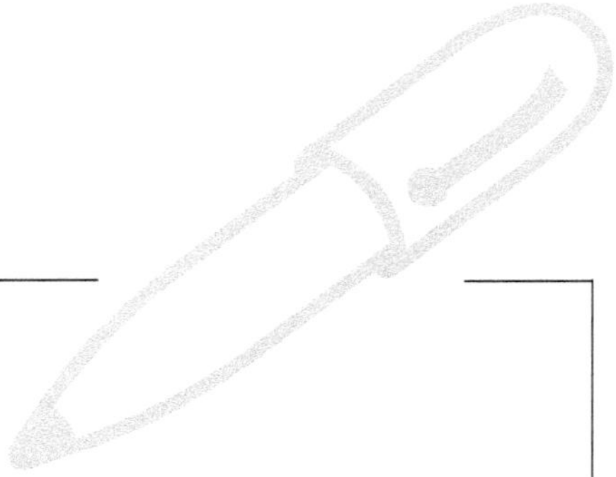

GPSR Compliance
The European Union's (EU) General Product Safety Regulation (GPSR) is a set of rules that requires consumer products to be safe and our obligations to ensure this.

If you have any concerns about our products, you can contact us on

ProductSafety@springernature.com

In case Publisher is established outside the EU, the EU authorized representative is:

Springer Nature Customer Service Center GmbH
Europaplatz 3
69115 Heidelberg, Germany

www.ingramcontent.com/pod-product-compliance
Ingram Content Group UK Ltd.
Pitfield, Milton Keynes, MK11 3LW, UK
UKHW051523180426
11947UKWH00018B/1547